Zahngesundheit als Schlüssel zur Langlebigkeit

Cyrus Alamouti

Zahngesundheit als Schlüssel zur Langlebigkeit

Dental Longevity

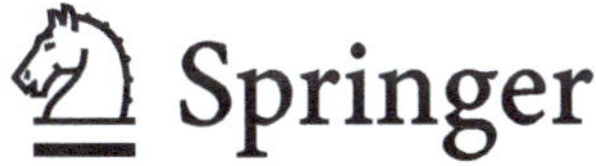

Cyrus Alamouti
Köln, Deutschland

ISBN 978-3-662-73691-3 ISBN 978-3-662-73692-0 (eBook)
https://doi.org/10.1007/978-3-662-73692-0

Die Deutsche Nationalbibliothek verzeichnet diese Publikation in der Deutschen Nationalbibliografie; detaillierte bibliografische Daten sind im Internet über https://portal.dnb.de abrufbar.

Springer ist ein Imprint der eingetragenen Gesellschaft Springer-Verlag GmbH, DE und ist ein Teil von Springer Nature.
Die Anschrift der Gesellschaft ist: Heidelberger Platz 3, 14197 Berlin, Germany

Geleitwort

Als Fachärztin für Allgemeinmedizin und funktionelle Medizin beschäftige ich mich täglich mit den Zusammenhängen zwischen chronischen Entzündungen, Stoffwechsel und Langlebigkeit. In meiner Praxis in Düsseldorf sehe ich seit über fünfzehn Jahren, wie unsichtbare Entzündungsherde den gesamten Körper belasten – und wie oft der Mund dabei übersehen wird.

Wenn Patienten mit erhöhten Entzündungsmarkern, unerklärlicher Erschöpfung oder therapieresistenten Beschwerden zu mir kommen, frage ich inzwischen routinemäßig nach ihrer Zahngesundheit. Nicht aus zahnärztlichem Interesse – sondern weil die Evidenz erdrückend ist: Parodontitis erhöht systemische Entzündungsmarker, beeinflusst den Blutzucker, belastet das Immunsystem und steht in Zusammenhang mit Herz-Kreislauf-Erkrankungen, Diabetes und neurodegenerativen Prozessen.

Der Mund ist der blinde Fleck der modernen Gesundheitsoptimierung. Wir messen HRV, Vitamin D und hsCRP – aber vergessen das Organ, durch das täglich Milliarden Bakterien Zugang zum Blutkreislauf haben.

Dieses Buch schließt eine Lücke, die ich in der deutschsprachigen Gesundheitsliteratur seit Jahren vermisse. Dr. Cyrus Alamouti verbindet zahnmedizinische Expertise mit einem ganzheitlichen Verständnis von Gesundheit und Langlebigkeit. Er schreibt nicht nur für Patienten, die ihre Zähne erhalten wollen – er schreibt für jeden, der verstehen will, warum der Mund ein Schlüssel zu einem längeren, gesünderen Leben ist.

Ich empfehle dieses Buch nicht nur als Kollegin, sondern als Ärztin, die täglich erlebt, wie eng Mundgesundheit und Gesamtgesundheit zusammenhängen. Es ist höchste Zeit, dass dieses Wissen einer breiten Öffentlichkeit zugänglich wird.

Praxis Biallomed, Düsseldorf
Podcast „Unheilbar Gesund"

Ruth Biallowons

Vorwort (Preface)

Wenn wir an Langlebigkeit denken, kommen uns oft Herz, Gehirn oder Muskeln in den Sinn – selten aber die Zähne. Dabei beginnt wahre Gesundheit im Mund. Unsere Zähne begleiten uns bei jedem Lächeln, jedem Bissen, jedem Gespräch. Sie sind mehr als Werkzeuge – sie sind Ausdruck unserer Lebensqualität und wirken tiefer auf unseren Körper, als viele ahnen.

Das Zusammenspiel von Zähnen, Kiefergelenk und Körperhaltung ist faszinierend: Der Kiefer ist der erste bewegliche Abschnitt unserer Wirbelsäule. Störungen im Biss oder im Kiefergelenk können über Muskeln und Faszien die gesamte Körperstatik beeinflussen – von Kopf- und Nackenverspannungen bis hin zu Fehlhaltungen, die Knie oder Füße betreffen. Umgekehrt können Probleme in der Körperachse, etwa durch Fußfehlstellungen, ihren Weg bis in den Kiefer finden. Gesundheit im Mund bedeutet deshalb auch Stabilität im ganzen Bewegungsapparat.

In meinen über zwanzig Jahren als Zahnarzt habe ich unzählige Geschichten erlebt: von jungen Menschen, die durch konsequente Prävention nie eine Füllung brauchten, bis hin zu Patient:innen, die im Alter dank sorgfältiger Pflege, ausgewogener Ernährung und gezielter Funktionstherapie ihr eigenes Gebiss behalten konnten – und dabei beschwerdefrei gingen und standen.

Dental Longevity bedeutet für mich, Zähne und Mundgesundheit so zu schützen, dass sie uns bis ins hohe Alter zuverlässig dienen – ohne Schmerzen, ohne Einschränkungen und mit einem Lächeln, das wir gerne zeigen. Dieses Buch vereint das Beste aus Forschung, moderner Zahnmedizin, Funktionsdiagnostik und ganzheitlicher Prävention. Wir werden nicht nur über Zähne sprechen, sondern auch über Ernährung, das orale Mikrobiom, Lebensgewohnheiten, Körperstatik und innovative Technologien, die uns helfen, Krankheiten zu verhindern, bevor sie entstehen.

Ich lade Sie ein, Ihr Lächeln als das zu sehen, was es wirklich ist: ein Schlüssel zu mehr Lebensqualität – und ein zentrales Zahnrad im großen Getriebe Ihrer Gesundheit.

▪ Danksagung

Dieses Buch wäre nicht entstanden ohne die Menschen, die mich tragen – im Leben und in all meinen Projekten.

Mein größter Dank gilt meiner Frau Tordis Alamouti, die mich seit über 20 Jahren bei all meinen verrückten Ideen und Projekten unterstützt. Sie ist die Erste, die meine Begeisterung spürt, die Letzte, die aufgibt, wenn ich zweifle – und diejenige, die mich daran erinnert, dass hinter jedem Projekt ein Mensch steht, der auch mal schlafen sollte. Ohne sie wäre dieses Buch eine Notiz auf einem Schreibtisch geblieben.

Meiner Familie danke ich für die Geduld, das Verständnis und die bedingungslose Unterstützung, die über all die Jahre der Grundstein für alles gewesen ist, was ich aufbauen durfte. Meinen Patientinnen und Patienten danke ich für ihr Vertrauen – ohne die Gespräche, Fragen und klinischen Fälle aus zwei Jahrzehnten Praxis wäre dieses Buch nie so konkret und praxisnah geworden. Meinen Kolleginnen und Kollegen im An-Institut für Digitale Kompetenz in der Zahnmedizin an der Universität Witten/Herdecke sowie im Team der DentalNow digital Holding danke ich für den fachlichen Austausch und die kritische Begleitung vieler Kapitel.

Hinweis zur Verwendung von KI-Werkzeugen

Bei der redaktionellen Aufbereitung dieses Manuskripts wurde ein KI-gestütztes Sprachmodell (Large Language Model) zur Unterstützung bei Strukturierung, Recherche und sprachlicher Überarbeitung eingesetzt. Alle Inhalte wurden vom Autor fachlich geprüft, inhaltlich verantwortet und autorisiert. Die wissenschaftlichen Aussagen, klinischen Erfahrungsberichte und Behandlungsempfehlungen stammen ausschließlich vom Autor.

Zahnarzt, Innovator, Musiker Dr. Cyrus Alamouti aka Dr. Cy

Interessenkonflikt Der/die Autor*in hat keine relevanten Interessenskonflikte im Zusammenhang mit dieser Publikation.

Inhaltsverzeichnis

III Prävention und Pflege

V Hightech, Biologie und Zukunft

VI Digitale Zahnmedizin und Innovation

Über den Autor

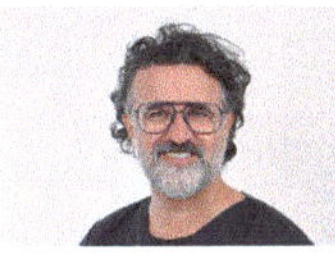

Korrespondenzautor: Dr. Cyrus Alamouti

E-Mail: c.alamouti@aninstitut-witten.de

Affiliationen: DentalNow digital Holding; An-Institut für Digitale Kompetenz in der Zahnmedizin an der Universität Witten/Herdecke

ORCID: 0009-0000-6613-4018

Dr. Cyrus Alamouti ist Zahnarzt mit über 20 Jahren klinischer Erfahrung in funktioneller Rehabilitation, Endodontie und Implantologie. Als Vordenker in der digitalen Zahnmedizin gestaltet er aktiv den Wandel der Branche. In seiner Rolle als ehemaliger geschäftsführender Gesellschafter und Head of Dental Digitization & Innovation bei einer europäischen Kette setzt er auf neueste Technologien, um Patient:innen noch besser zu versorgen.

Sein Wissen teilt er nicht nur im Praxisalltag: Als Mitgründer der DentalNow digital Holding und des An-Instituts für Digitale Kompetenz in der Zahnmedizin an der Universität Witten/Herdecke arbeitet er an innovativen Konzepten für Forschung, Beratung und Lehre.

Neben der Zahnmedizin schlägt sein Herz für die Musik – als Musiker und Produzent findet er den kreativen Ausgleich, der ihn inspiriert und antreibt.

PS: Dr. Cy wird er schon seit seinem Studium genannt.

Abkürzungsverzeichnis

Abkürzung	Bedeutung
aMMP-8	Aktive Matrix-Metalloproteinase-8
ATP	Adenosintriphosphat
BPA	Bisphenol A
CaviTAU	Ultraschalldiagnostik für Kieferknochen
CMD	Craniomandibuläre Dysfunktion
CRP/hsCRP	C-reaktives Protein/hochsensitives CRP
DVT/CBCT	Digitale Volumentomografie
EFP	European Federation of Periodontology
FDOK	Fettig-degenerative Osteonekrose des Kieferknochens
GBR	Guided Bone Regeneration
HRV	Herzratenvariabilität
IL-6	Interleukin-6
KI	Künstliche Intelligenz
NICO	Neuralgia-inducing cavitational osteonecrosis
NO	Stickstoffmonoxid
PBM	Photobiomodulation
PFAS	Polyfluoralkyl-Substanzen
PRF/PRP	Platelet-Rich Fibrin/Platelet-Rich Plasma
PZR	Professionelle Zahnreinigung
RDA	Relative Dentin Abrasion
TMD	Temporomandibuläre Dysfunktion
TNF-α	Tumornekrosefaktor alpha
TPO	Trimethylbenzoyl-Diphenylphosphinoxid
VSC	Volatile Sulfur Compounds
Vagus	Nervus vagus; X. Hirnnerv
WHO	World Health Organization

Der 10.000-Jahres-Fehler – Warum moderne Münder versagen

Inhaltsverzeichnis

C. Alamouti, *Zahngesundheit als Schlüssel zur Langlebigkeit*,
https://doi.org/10.1007/978-3-662-73692-0_1

Ihr Mund entscheidet darüber, wie Sie altern.

Das ist keine Übertreibung. Das ist die Zusammenfassung von Jahrzehnten Forschung, Metaanalysen mit Hunderttausenden Teilnehmern und einer Erkenntnis, die langsam in der Medizin ankommt, aber in der Zahnmedizin längst Alltag ist: Wer seine Zähne verliert, stirbt früher. Wer chronische Entzündungen im Mund trägt, altert schneller. Wer seinen Kiefer ignoriert, riskiert nicht nur Schmerzen – sondern Demenz, Herzinfarkt und Diabetes.

Klingt radikal? Die Daten sind noch radikaler: Starker Zahnverlust erhöht das Risiko für Gesamtmortalität um das 1,5- bis 2,3-Fache. Ein Parodontitis-Bakterium – Porphyromonas gingivalis – wurde im Gehirn von Alzheimer-Patienten nachgewiesen. Und die WHO hat Mundgesundheit 2024 erstmals als strategisches Ziel in ihre globale Gesundheitsagenda aufgenommen.

Dieses Buch erklärt, warum. Und es beginnt mit einer unbequemen Frage: Warum hatten unsere Vorfahren bessere Zähne als wir?

Stellen Sie sich einen Schädel vor. 10.000 Jahre alt, ausgegraben irgendwo in Anatolien. Kein Zahnarzt weit und breit, keine Zahnbürste, kein Fluorid. Und trotzdem: breite Kiefer, gerade Zähne, kaum Karies.

Jetzt stellen Sie sich den Schädel eines durchschnittlichen Europäers vor, geboren 1990. Kieferorthopädie mit 14, Weisheitszähne raus mit 20, erste Füllung mit 25, Knirscher-Schiene mit 35.

Was ist passiert?

Die Antwort ist so unbequem wie faszinierend: Nicht unsere Zähne haben sich verändert – sondern unsere Welt.

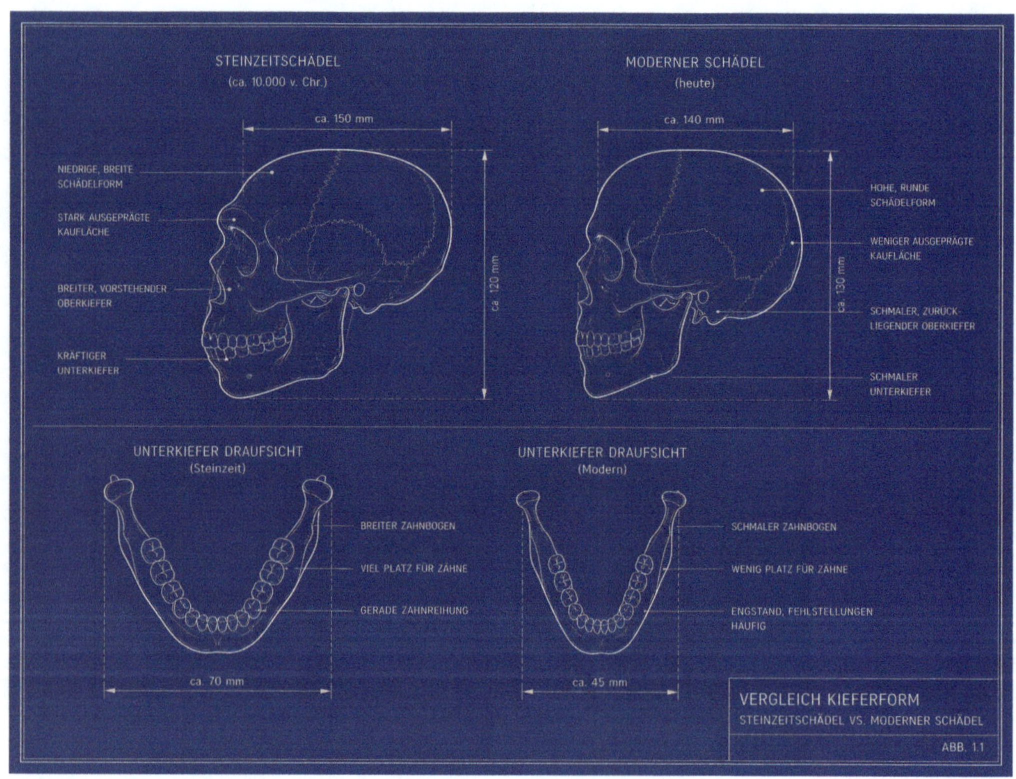

Abb. 1.1 Vergleich Kieferform: Steinzeitschädel vs. moderner Schädel. Der Vergleich zeigt die deutliche anatomische Verkleinerung des Gesichtsschädels im Verlauf der letzten 10.000 Jahre – mit direkten Konsequenzen für Zahnbogen, Platzverhältnisse und Fehlstellungsrisiko

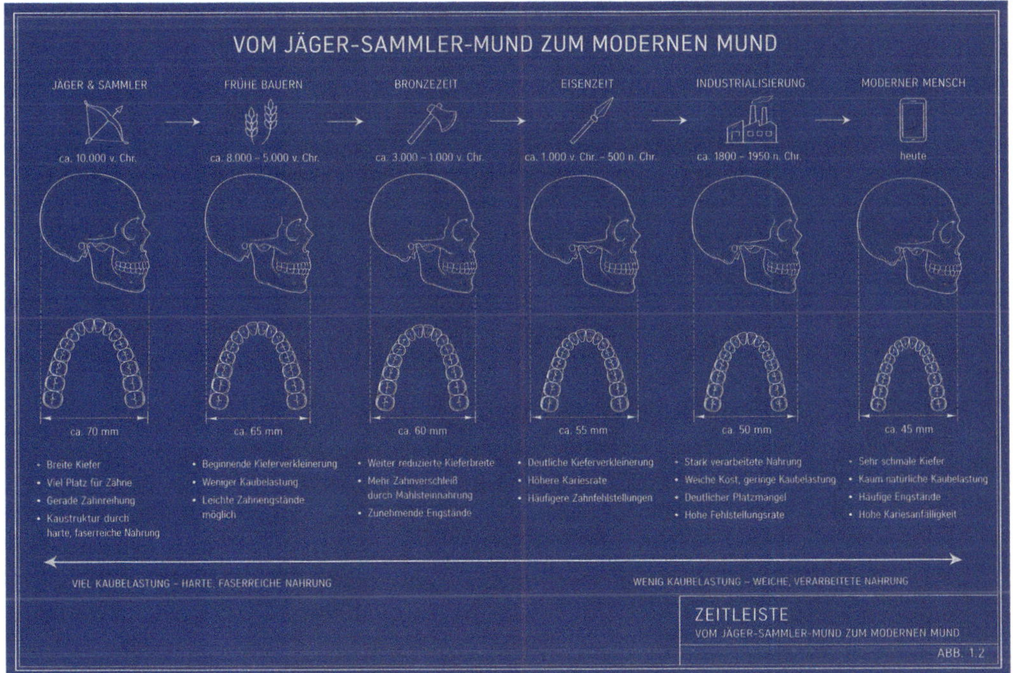

Abb. 1.2 Zeitleiste – vom Jäger-Sammler-Mund zum modernen Mund. Die Zeitleiste dokumentiert, wie mit zunehmender Nahrungsverarbeitung Kieferbreite und Kaubelastung abgenommen haben – und Zahnfehlstellungen sowie Kariesanfälligkeit zugenommen haben

Der Kiefer, der nicht mehr wachsen darf

Unsere Vorfahren kauten. Nicht ein bisschen, sondern stundenlang. Wurzeln, rohes Gemüse, zähes Fleisch, Nüsse mit Schale. Diese mechanische Belastung formte den Kiefer – breit, kräftig, mit Platz für 32 Zähne.

Dann kam die Landwirtschaft. Dann kam das Kochen. Dann kam der Brei. Und mit jedem Jahrtausend, in dem unsere Nahrung weicher wurde, schrumpften unsere Kiefer – buchstäblich.

Heute essen Kinder Quetschies statt Karotten. Smoothies statt Äpfel. Weißbrot statt Vollkorn. Der Kiefer bekommt nicht mehr den Reiz, den er zum Wachsen braucht. Das Ergebnis: Engstände, schiefe Zähne, Zahnspangen – und ein Milliardenmarkt für die Kieferorthopädie.

Ich sage das nicht als Vorwurf. Sondern als Erklärung.

Zucker: der Neuankömmling, den niemand eingeladen hat

Für 99,9 % der Menschheitsgeschichte gab es keinen raffinierten Zucker. Unser orales Mikrobiom hatte sich über Jahrtausende auf eine ballaststoffreiche, zuckerarme Ernährung eingestellt. Dann, innerhalb weniger Generationen, explodierte der Zuckerkonsum – von wenigen Gramm auf über 90 g pro Tag.

Unsere Mundbakterien waren begeistert. Unser Schmelz nicht.

Karies ist keine Krankheit des Alterns. Sie ist eine Krankheit der Moderne. In Jäger-und-Sammler-Gesellschaften lag die Kariesrate bei unter 5 %. Heute liegt sie in Industrieländern bei über 90 %.

Das ist kein schlechtes Putzen. Das ist ein evolutionärer Mismatch.

Mundatmung: der stille Formveränderer

Hier wird es richtig spannend – und die Verbindung zu James Nestors Forschung wird offensichtlich. Unsere Vorfahren atmeten durch die Nase. Immer. Die Nase filtert, befeuchtet, temperiert. Sie produziert Stickstoffmonoxid, das die Blutgefäße erweitert und Bakterien hemmt.

Irgendwann – durch Allergien, Luftverschmutzung, veränderte Gesichtsanatomie – begannen immer mehr Menschen, durch den Mund zu atmen. Besonders Kinder.

Die Folgen: Der Mund trocknet aus, der Speichel fehlt, das Mikrobiom kippt. Aber es geht noch weiter: Mundatmung verändert das Kieferwachstum. Der Unterkiefer wächst nach hinten statt nach vorne. Die Zunge liegt tiefer. Die Atemwege verengen sich. Der Teufelskreis beginnt.

Ein Patient, Anfang dreißig, kam zu mir mit chronischen Verspannungen, Schnarchen und ständiger Müdigkeit. Seine Zähne waren in Ordnung – aber sein Kiefer war schmal, die Atemwege eng. Er hatte sein ganzes Leben durch den Mund geatmet.

Manchmal liegt die Lösung nicht im Mund. Sondern in der Nase.

Was wir daraus lernen

Die Evolution hat uns Zähne gegeben, die ein Leben lang halten können. Das Problem sind nicht die Zähne. Das Problem ist, dass wir in einer Welt leben, für die unsere Münder nicht gebaut wurden.

Dental Longevity bedeutet deshalb auch: zurück zu dem, was funktioniert. Nicht ins Steinzeitlager – aber zu dem Prinzip: kauen, was Widerstand bietet. Atmen, wie die Nase es vorsieht. Essen, was unsere Bakterien kennen. Und verstehen, dass jeder Zahn eine Geschichte erzählt – nicht nur unsere eigene, sondern die der gesamten Menschheit.

- **Kernaussage:** Ihre Zähne sind nicht das Problem. Ihre Welt ist es. Wer das versteht, hat den ersten Schritt zur Dental Longevity bereits getan.

Was Weston Price in den 1930er-Jahren bei indigenen Völkern dokumentierte, bestätigt die moderne Forschung: Traditionelle Ernährung mit harten, unverarbeiteten Lebensmitteln produziert breite Kiefer und gesunde Zähne. Der Wechsel zu industrieller Ernährung innerhalb einer Generation reichte aus, um Kieferverengungen und Karies zu verursachen. Das ist kein anthropologisches Kuriosum – das ist die Grundlage für alles, was in diesem Buch folgt.

Daniel Lieberman, Evolutionsbiologe in Harvard, nennt es den „Mismatch“: Unser Körper ist für eine Umwelt gebaut, die nicht mehr existiert. Unsere Zähne sind für Nahrung gemacht, die wir nicht mehr essen. Und unser Kiefer wächst in einer Welt, die ihm keine Reize mehr gibt. Die Konsequenz ist nicht nur ästhetisch – sie ist funktionell, immunologisch und systemisch.

Die gute Nachricht: Das Wissen ist da. Die Werkzeuge sind da. Und der erste Schritt ist einfacher als gedacht: Kauen Sie öfter. Atmen Sie durch die Nase. Essen Sie weniger Zucker. Und verstehen Sie, dass Ihr Mund kein isoliertes Organ ist, sondern ein Fenster zu Ihrer gesamten Gesundheit – geformt von 10.000 Jahren Geschichte und bereit für eine bessere Zukunft.

Literatur

Corruccini, R.S. & Pacciani, E., 1989. Orthodontistry and dental occlusion in Etruscans. *Angle Orthodontist*, 59(1), pp. 61–64.

Lieberman, D.E., 2014. *The Story of the Human Body: Evolution, Health, and Disease*. New York: Vintage Books.

Nestor, J., 2020. *Breath: The New Science of a Lost Art*. New York: Riverhead Books.

Price, W.A., 1939. *Nutrition and Physical Degeneration*. New York: Paul B. Hoeber.

Grundlagen und Philosophie

Inhaltsverzeichnis

Warum Dental Longevity?

Inhaltsverzeichnis

C. Alamouti, *Zahngesundheit als Schlüssel zur Langlebigkeit*,
https://doi.org/10.1007/978-3-662-73692-0_2

Warum Dental Longevity?

Ein Lächeln, das älter werden darf. Wenn wir an „Langlebigkeit“ denken, sehen wir vor unserem inneren Auge oft Marathonläufer im Rentenalter, Menschen mit klarem Blick, gesundem Herzen – vielleicht sogar jemanden, der noch seinen eigenen Garten umgräbt. Was dabei selten auftaucht: ein Gebiss. Und schon gar nicht das eigene. Doch genau da liegt der erste Denkfehler. Unsere Zähne sind nicht einfach nur Werkzeuge zum Kauen. Sie sind Eintrittskarten in die Welt der Lebensqualität: für schmerzfreie Mahlzeiten, für verständliche Worte, für ein Lächeln, das nicht gehemmt wirkt.

Mehr als weiße Keramik im Mund. Zähne gehören zu den wenigen Dingen im Leben, die nicht nachwachsen, wenn wir sie verlieren. Und trotzdem behandeln viele Menschen sie wie ein Auto, das man in 15 Jahren einfach gegen ein neues Modell austauscht. Die Realität? Kein Implantat, keine Brücke und keine Prothese kann die volle Funktion und das Gefühl eigener Zähne ersetzen. Und hier kommt Dental Longevity ins Spiel:

Der Kiefer: Fundament des Körpers. Als Zahnarzt habe ich in über 20 Jahren gesehen, wie eng Zähne, Kiefer und der restliche Körper miteinander tanzen. Der Kiefer ist das erste bewegliche Gelenk Ihrer Wirbelsäule. Schon kleine Fehlstellungen können sich wie ein Dominospiel auswirken: vom Nacken über den Rücken bis in die Füße. Umgekehrt kann ein schiefer Stand oder eine Fußfehlstellung auch den Biss verändern – und plötzlich knirschen Sie nicht nur nachts – sondern auch tagsüber, weil Ihr ganzer Körper in Schieflage geraten ist.

Prävention ist sexy (ja, wirklich!) Viele verbinden Zahnarztbesuche mit „Bohrer, Spritze, Rechnung“. In der Welt von Dental Longevity ist es in Wirklichkeit anders: Hier geht es um Hightech-Diagnostik, frühzeitige Erkennung, maßgeschneiderte Prävention und clevere Alltagsstrategien.

„Es geht nicht nur darum, Löcher zu flicken oder Kronen zu setzen. Es geht um ein Gesamtkonzept, das Ihre Zähne – und damit ein Stück Ihrer Lebensqualität – bis ins hohe Alter erhält.“

Es ist wie beim Sport: Sie wollen nicht erst trainieren, wenn der Meniskus kaputt ist.

Wissenschaft trifft Menschlichkeit. Das Schöne an moderner Zahnmedizin? Wir wissen heute, wie eng Mundgesundheit mit Herz, Gehirn, Stoffwechsel, Schlaf und sogar sportlicher Leistungsfähigkeit verbunden ist. Wir können Zähne mit Lasern behandeln, Entzündungen im Speichel nachweisen, Knochengewebe mit Eigenblut regenerieren und dank digitalem Avatar Ihre Zahngesundheit in 3D abbilden. Doch Technik allein reicht nicht. Entscheidend ist, dass Sie verstehen, warum Ihr Lächeln eine Investition in Ihre gesamte Gesundheit ist – und dass es sich lohnt, dranzubleiben.

Das Versprechen dieses Buches. Dieses Buch ist kein „Zahnbuch“, das im Wartezimmer verstaubt. Es ist ein Ratgeber, ein Motivator und – wenn Sie wollen – ein kleiner Wecker, der immer wieder sagt: „Hey, kümmere dich um dein Lächeln.“ Ich werde Ihnen zeigen, wie Sie Zähne und Zahnfleisch so pflegen, dass sie Ihnen lange dienen. Ich werde Sie mit auf eine Reise nehmen – von den Grundlagen über clevere Alltagsroutinen bis hin zu den Zukunftstechnologien, die schon jetzt Realität sind.

Und ich verspreche:

„Wir werden nicht nur über Bürsten und Bohren sprechen, sondern über Körperhaltung, Schlaf, Ernährung, Sport, Mikronährstoffe, KIgestützte Diagnosen und ein paar verblüffende Zusammenhänge, die Sie so vielleicht noch nie gehört haben.“

In meiner Praxis erlebe ich den Unterschied täglich: Patienten, die nur kommen, wenn etwas wehtut, landen früher oder später im Kreislauf aus Reparatur, Verlust und Ersatz. Patienten, die regelmäßig zur Vorsorge kommen und ihre Routinen pflegen, behalten ihre Zähne oft ein Leben lang – und sparen dabei langfristig mehr Geld, als sie in die Prävention investiert haben. Ein einzelner Zahnarztbesuch zur professionellen Reinigung kostet einen Bruchteil dessen, was eine Krone oder ein Implantat kostet. Prävention ist die klügste Investition in der Zahnmedizin – und im gesamten Gesundheitswesen.

Dental Longevity ist kein Luxuskonzept. Es ist die logische Konsequenz aus einer einfachen Erkenntnis: Zähne, die wir erhalten, müssen wir nicht ersetzen. Und jeder Zahn, der bleibt, ist ein Gewinn – für die Kaufunktion, für die Ästhetik, für das Selbstbewusstsein und für die Gesamtgesundheit.

Ich sage meinen Patienten manchmal: Stellen Sie sich vor, Sie könnten in die Zukunft schauen und sehen, wie Ihre Zähne in 20 Jahren aussehen – abhängig davon, was Sie heute tun. Bei den meisten Menschen wäre der Unterschied zwischen Prävention und Vernachlässigung nicht ein einzelner Zahn, sondern ein komplett anderes Lebensgefühl. Dental Longevity ist diese Vorausschau – und die Entscheidung, sich für die bessere Version zu entscheiden.

Was dieses Buch von anderen Gesundheitsratgebern unterscheidet: Es beginnt im Mund – aber es endet beim ganzen Menschen. Dental Longevity ist keine Zahnmedizin im engeren Sinne. Es ist die Erkenntnis, dass der Mund der Schlüssel zu einem längeren, gesünderen Leben ist. Und dass dieser Schlüssel in Ihrer Hand liegt – buchstäblich, jeden Morgen, wenn Sie zur Zahnbürste greifen.

Dental Longevity ist auch eine ökonomische Strategie. Die durchschnittlichen Kosten einer Implantatversorgung liegen zwischen 2000 und 4500 € pro Zahn. Eine professionelle Zahnreinigung kostet 100 bis 140 €. Die Rechnung ist einfach: Wer vier Jahrzehnte lang zweimal jährlich zur PZR geht, investiert insgesamt weniger als eine einzige Implantation kostet – und behält dabei seine eigenen Zähne.

Literatur

Chapple, I.L.C., Bouchard, P., Cagetti, M.G. *et al.*, 2017. Interaction of lifestyle, behaviour or systemic diseases with dental caries and periodontal diseases. *Journal of Clinical Periodontology*, 44(Suppl. 18), pp. S39–S51.

Sanz M, del Castillo AM, Jepsen S et al (2020) Periodontitis and cardiovascular diseases: consensus report. J Clin Periodontol 47(Suppl 22):268–288

Mundgesundheit ist Lebensqualität

Inhaltsverzeichnis

C. Alamouti, *Zahngesundheit als Schlüssel zur Langlebigkeit*,
https://doi.org/10.1007/978-3-662-73692-0_3

Das Lächeln, das Türen öffnet

Stellen Sie sich vor, Sie gehen in einen Raum voller Menschen. Sie kennen niemanden. Noch bevor Sie Ihren Namen sagen, passiert etwas: Jemand lächelt Sie an – warm, offen, ehrlich. Ihr Herzschlag verlangsamt sich ein wenig, Ihre Schultern entspannen sich. Das ist die Macht eines Lächelns. Jetzt drehen wir die Szene um: Sie lächeln. Ihre Zähne blitzen auf. Und ja – Menschen merken sich das. Nicht die genaue Zahnfarbe. Nicht die Millimeterabweichung in der Zahnstellung. Sondern das Gefühl, das Ihr Lächeln in ihnen auslöst.

Mehr als Kosmetik

Mundgesundheit ist kein Schönheitsbonus. Sie ist ein Fundament. Studien zeigen: Menschen mit gesunden Zähnen haben nicht nur weniger Schmerzen – sie fühlen sich wohler, sind sozial aktiver und werden oft auch als kompetenter wahrgenommen. Warum? Weil ein gesunder Mund so etwas wie ein unterschriebener Gesundheits-Pass ist: Er signalisiert Vitalität, Pflege, Kontrollvermögen, Aufmerksamkeit für sich selbst.

Und noch etwas:

„Ein gesunder Mund ist wie ein Frühwarnsystem." Viele Erkrankungen – vom Diabetes bis zu Herzproblemen – zeigen sich oft zuerst im Mund. Das macht den Zahnarztbesuch nicht nur zu einer Schönheitsfrage, sondern zu einer echten Gesundheitsstrategie.

Die Kettenreaktion der Lebensqualität Ein gesunder Mund bedeutet:

Essen ohne Angst vor Schmerzen. Sprechen ohne Hemmung. Lächeln ohne Selbstzensur. Klingt banal? Ist es nicht. Wenn Sie sich schon mal beim Lachen instinktiv die Hand vor den Mund gehalten haben, wissen Sie, wie stark ein kleiner Makel das Selbstbewusstsein bremsen kann. Und umgekehrt: Wer unbeschwert lächelt, wirkt offener, wird öfter angesprochen – privat wie beruflich.

Zähne als Gesundheits-Booster. Es geht hier nicht um Eitelkeit. Es geht darum, wie Ihre Zähne und Ihr Zahnfleisch Ihre gesamte Lebensqualität beeinflussen:

Herz & Kreislauf: Parodontitis kann das Risiko für Herz-Kreislauf-Erkrankungen erhöhen. Gehirn & Gedächtnis: Kaumuskulatur stimuliert den Hippocampus – weniger Zähne, weniger Input. Sportliche Leistung: Fehlbisse oder Entzündungen können Kraft, Ausdauer und Regeneration beeinflussen.

Schlafqualität: Kieferprobleme und Schlafapnoe hängen oft enger zusammen, als man denkt. Mit anderen Worten: Wenn Sie an Lebensqualität denken, denken Sie auch an Ihre Mundgesundheit. Der unsichtbare ROI (Return on Investment) Investition in Ihre Mundgesundheit zahlt sich aus – und zwar nicht nur in Euro, sondern in Jahren mit mehr Genuss, mehr Freiheit, mehr Energie. Das ist der Return on Investment, von dem Sie jeden Tag profitieren: beim ersten Kaffee, beim Business-Meeting, beim Apfel am Nachmittag.

Ihr persönlicher Hebel Dieses Buch wird Ihnen zeigen, wie Sie Ihre Mundgesundheit so pflegen, dass sie Ihnen dient – nicht nur heute, sondern für Jahrzehnte. Und Sie werden merken: Der Weg dorthin ist weniger kompliziert (und oft sogar spaßiger), als Sie denken.

Viel mehr als ein Stück Mineral. Es gibt Studien, die den Zusammenhang zwischen Zahnverlust und Depression zeigen. Nicht weil Zähne direkt die Psyche beeinflussen, sondern weil der Verlust des Lächelns, das Vermeiden sozialer Situationen und die Scham beim Essen eine Abwärtsspirale auslösen können. Ältere Menschen mit Zahnverlust essen weniger Gemüse, weniger Eiweiß, weniger Ballaststoffe – nicht aus Überzeugung, sondern weil sie nicht mehr kauen können. Das beeinflusst den Ernährungsstatus, die Muskulatur und letztlich die Mobilität.

Mundgesundheit ist kein kosmetisches Thema. Sie ist ein Kernstück der Lebensqualität – so fundamental wie Sehen, Hören oder Gehen. Wer das versteht, verändert seine Prioritäten.

Was mich in meiner Karriere geprägt hat: Ein Lehrer, Mitte 50, der wegen eines fehlenden Schneidezahns aufhörte, vor der Klasse zu stehen. Nicht weil er nicht unterrichten konnte – sondern weil er sich schämte. Ein Ingenieur, der bei Bewerbungsgesprächen die Hand vor den Mund hielt. Eine Großmutter, die aufhörte, mit ihren Enkeln zu essen, weil die lockere Prothese bei jedem Bissen klapperte. Das sind keine dramatischen Krankheitsgeschichten. Aber es sind Geschichten über Lebensqualität – über die Freiheit, zu lachen, zu essen, zu sprechen, ohne nachzudenken.

Die Forschung bestätigt, was ich in der Praxis sehe: Zahnverlust korreliert nicht nur mit physischen Erkrankungen, sondern auch mit sozialer Isolation, reduzierter Ernährungsqualität und eingeschränkter kognitiver Funktion. Die Zähne sind keine Nebencharaktere im Stück des Lebens – sie sind tragende Rollen.

In der Longevity-Forschung spricht man von „Healthspan" – der Zeitspanne, in der ein Mensch gesund und funktionsfähig lebt, im Unterschied zur reinen Lebensdauer. Dental Longevity erweitert dieses Konzept: Wie lange können Sie kauen, sprechen, lächeln, ohne Einschränkung? Wie lange begleiten Sie Ihre eigenen Zähne? Und wie lange bleibt Ihr Mund ein Quell der Freude statt eine Quelle des Leidens?

Literatur

World Health Organization, 2024. *Global strategy and action plan on oral health 2023–2030*. Geneva: World Health Organization.

Sanz, M., del Castillo, A.M., Jepsen, S. *et al.*, 2020. Periodontitis and cardiovascular diseases: consensus report. *Journal of Clinical Periodontology*, 47(Suppl. 22), pp. 268–288.

Zahnmedizin im Wandel

Inhaltsverzeichnis

C. Alamouti, *Zahngesundheit als Schlüssel zur Langlebigkeit*,
https://doi.org/10.1007/978-3-662-73692-0_4

Von der Bohrer-Ära zur Hightech-Prävention

Es gab eine Zeit – und die ist noch gar nicht so lange her – da hieß Zahnarztbesuch: „Bohrer raus, Betäubung rein, Loch füllen." Prävention? Ja, vielleicht als Tipp, „mal öfter zu putzen". Die Arbeit begann meist dann, wenn der Schaden schon angerichtet war. Heute haben wir die Chance, alles anders zu machen. Wir können Krankheiten verhindern, bevor sie entstehen. Wir können messen, analysieren, vorhersagen – und behandeln, bevor Sie überhaupt Schmerzen spüren. Das ist kein Marketing, das ist zeitgemäße Medizin.

Früher: Reparieren Ich erinnere mich an die Praxis meiner Kindheit: Geruch nach Nelkenöl und Desinfektionsmittel, ein Stuhl, der sich anhörte, als hätte er den Zweiten Weltkrieg miterlebt, und ein Bohrer, der schon beim Einschalten Gänsehaut verursachte. Damals war Zahnmedizin vor allem reaktiv:

Loch? Füllung.

Zahn locker? Ziehen.

Lücke? Brücke oder Prothese.

Das funktionierte – kurzfristig. Aber es war wie bei einem Auto: Immer erst zur Werkstatt, wenn der Motor schon klappert.

Heute: Erhalten

„Moderne Zahnmedizin ist präventiv, minimalinvasiv und vernetzt." Wir arbeiten nicht mehr nur mit Spiegel und Sonde, sondern mit 3D-Scans, Speicheltests, Funktionsanalysen und KIgestützter Diagnostik. Wir können schon winzige Veränderungen erkennen, die früher erst Jahre später auffielen. Und wir können mit gezielten Maßnahmen – manchmal so einfach wie eine Ernährungsanpassung oder eine kleine Schiene – verhindern, dass aus einem Risiko ein Problem wird.

Warum dieser Wandel so wichtig ist Zähne sind kein Ersatzteil, das man beliebig austauschen kann. Jede Füllung, jede Krone, jeder Eingriff kostet ein Stück Ihrer natürlichen Zahnsubstanz. Deshalb gilt heute: Je länger wir das Original erhalten, desto besser für Ihre Lebensqualität. Und genau hier verändert sich auch die Rolle des Zahnarztes: Vom „Reparateur" hin zum Gesundheitscoach, der gemeinsam mit Ihnen einen Plan schmiedet, der zu Ihrem Leben passt.

Die neue Allianz Die erfolgreichsten Konzepte entstehen, wenn Zahnarzt und Patient als Team arbeiten:

Wir liefern Wissen, Technik und Erfahrung. Sie bringen Ihr tägliches Verhalten, Ihre Routinen und Ihre Fragen ein. Das Ergebnis? Mehr Gesundheit, weniger Eingriffe – und ein Lächeln, das sich nicht nur sehen, sondern auch fühlen lassen kann.

Und jetzt?

Finden Sie einen Zahnarzt, der genau diese moderne, patientenorientierte Zahnmedizin lebt – und bei dem Sie sich gut aufgehoben fühlen. Denn die beste Zahnmedizin funktioniert nur dann, wenn Sie ihr vertrauen.

AUS DER PRAXIS Fallbeispiel – Wenn besserer Schlaf beim Zahnarzt beginnt Herr B., 51 Jahre, klagte über morgendliche Kieferschmerzen, Spannungskopfschmerzen und ständige Tagesmüdigkeit. Seine Ehefrau berichtete von nächtlichem Zähneknirschen und lautem Schnarchen. In der Untersuchung stellten wir starke Abrasionen (Abnutzung) an den Zähnen, deutliche Verspannungen der Kaumuskulatur und einen eingeschränkten Kieferöffnungswinkel fest. Ein Schlafscreening bestätigte zusätzlich nächtliche Atemaussetzer (Schlafapnoe). Wir fertigten eine individuell angepasste Kombinationsschiene an, die den Unterkiefer leicht nach vorne verlagert, die Atemwege öffnet und gleichzeitig das Knirschen verhindert. Zusätzlich arbeiteten wir eng mit einem Schlafmediziner zusammen, um die Therapie ganzheitlich abzustimmen. Bereits nach wenigen Wochen berichtete Herr B., dass er morgens erholter aufwachte, weniger Kopfschmerzen hatte und tagsüber deutlich leistungsfähiger war. Seine Frau freute sich über ruhige Nächte – ganz ohne Schnarchen. Merke: Zahnschienen können weit mehr als nur Zähne schützen – sie können die Schlafqualität und damit die gesamte Lebensqualität spürbar verbessern.

In den letzten zehn Jahren hat sich mehr verändert als in den hundert Jahren davor. Wir haben Intraoralscanner, die den Mund in Sekunden erfassen. KI-Systeme, die Karies erkennen, bevor sie das menschliche Auge sieht. 3D-Drucker, die Kronen in einer Sitzung fertigen. Und Biomaterialien, die den Knochen zum Nachwachsen anregen. Gleichzeitig wissen wir heute mehr über die Verbindung zwischen Mund und Körper als je zuvor – Parodontitis und Herzerkrankungen, orale Bakterien und Alzheimer, Zahnverlust und Mortalität. Die Zahnmedizin ist nicht mehr nur Mundmedizin. Sie ist Systemmedizin. Und sie steht erst am Anfang dieser Entwicklung.

Was mich als Innovator besonders begeistert: Die Demokratisierung der Qualität. Technologien, die vor zehn Jahren nur in Unikliniken verfügbar waren, stehen heute in der Praxis um die Ecke. Und Wissen, das früher Spezialisten vorbehalten war, wird durch digitale Fortbildung, Podcasts und Bücher wie dieses für jeden zugänglich.

Gleichzeitig verändert sich die Rolle des Zahnarztes: Weg vom reinen Reparateur, hin zum Gesundheitscoach. Wir behandeln nicht mehr nur Symptome – wir erkennen Risiken, begleiten Lebensphasen und arbeiten interdisziplinär mit Ärzten, Physiotherapeuten und Ernährungsberatern. Die Zahnmedizin der Zukunft ist vernetzt, präventiv und personalisiert. Und sie beginnt jetzt.

Die Rolle der Patientenaufklärung hat sich ebenfalls fundamental gewandelt. Früher erklärte der Zahnarzt, was getan werden muss – und der Patient nickte. Heute erwarten informierte Patienten, dass sie verstehen, warum etwas getan wird, welche Alternativen existieren und welche Risiken bestehen. Shared Decision Making – die gemeinsame Entscheidungsfindung – ist kein Modewort, sondern eine Notwendigkeit. Und es macht die Zahnmedizin besser: Patienten, die ihre Behandlung verstehen, kooperieren besser, sind zufriedener und halten ihre Vorsorgetermine zuverlässiger ein.

Meine Überzeugung als Gründer der DentalNow digital Holding und als Mitinitiator des An-Instituts für Digitale Kompetenz in der Zahnmedizin an der Universität Witten/Herdecke: Die nächsten zehn Jahre werden die Zahnmedizin stärker verändern als die letzten hundert. Und diejenigen, die diese Veränderung aktiv mitgestalten – als Zahnärzte, als Patienten, als Gesellschaft –, werden die Gewinner sein.

Literatur

World Health Organization (2024) Global strategy and action plan on oral health 2023–2030. WHO, Geneva

Den richtigen Zahnarzt finden

Inhaltsverzeichnis

C. Alamouti, *Zahngesundheit als Schlüssel zur Langlebigkeit*,
https://doi.org/10.1007/978-3-662-73692-0_5

Mehr als eine Adresse auf Google. Die Suche nach einem Zahnarzt ist ein bisschen wie die Wahl eines guten Restaurants – nur dass Sie hier nicht nur ein Abendessen riskieren, sondern Ihre Gesundheit. Es geht nicht nur darum, irgendwo behandelt zu werden. Es geht darum, richtig behandelt zu werden – und zwar von jemandem, bei dem Sie sich wirklich gut aufgehoben fühlen.

Erster Eindruck: mehr als nur ein Lächeln am Empfang. Der Moment, in dem Sie die Praxis betreten, sagt oft mehr als jede Internetbewertung. Achten Sie auf Kleinigkeiten:

Werden Sie mit Blickkontakt begrüßt? Wirkt die Atmosphäre geordnet, ruhig, aufmerksam? Haben Sie das Gefühl, willkommen zu sein – oder nur „abgefertigt“ zu werden? Dieses Bauchgefühl ist oft treffsicherer, als wir denken. Gespräche statt Monologe. Ein guter Zahnarzt erklärt nicht nur, was er tut, sondern auch, warum er es tut – und zwar so, dass Sie es verstehen. Sie sollten das Gefühl haben, Teil der Entscheidung zu sein, nicht nur Empfänger von Anweisungen. Das ist keine Nebensache, sondern die Basis für Vertrauen.

Ihr Tempo zählt. Manche Patienten wollen zügig vorankommen, andere möchten Schritt für Schritt gehen. Der richtige Zahnarzt erkennt das – und passt das Behandlungstempo an Sie an. Das Ziel: Sie fühlen sich jederzeit sicher, weil Sie wissen, dass niemand über Ihren Kopf hinweg entscheidet.

Kompetenz ist sichtbar. Sie müssen kein Fachmann sein, um Kompetenz zu spüren. Sie merken es an klaren Erklärungen, strukturierten Abläufen, modernen Geräten und einer ruhigen, konzentrierten Art. Kompetenz ist leise – aber unübersehbar.

Transparenz macht stark Fragen Sie, wie die Praxis arbeitet:

Werden Befunde mit Fotos oder Scans gezeigt? Gibt es Behandlungsalternativen? Werden Kosten klar und früh kommuniziert? Ein Zahnarzt, der offen spricht und zeigt, was er meint, will, dass Sie verstehen – und das ist ein gutes Zeichen.

Langfristig denken. Zahngesundheit ist keine Eintagsfliege. Die beste Praxis ist die, in der Sie nicht nur für eine Füllung gut aufgehoben sind, sondern für die nächsten Jahre. Denn eine echte Zahnarzt-Patient-Beziehung wächst mit der Zeit – und mit dem gegenseitigen Vertrauen.

Ihre persönliche Checkliste Sie fühlen sich willkommen.

Ihre Fragen werden ernst genommen.

Sie werden in Entscheidungen einbezogen.

Es gibt klare Erklärungen ohne Fachchinesisch.

Sie haben das Gefühl: „Hier kümmert sich jemand wirklich um mich.“

Transparente Kostenkommunikation.

Merksatz

„Der richtige Zahnarzt ist nicht nur ein Behandler – er ist ein Partner für Ihre Gesundheit. Und wenn Sie den gefunden haben, wird der Zahnarztbesuch zu etwas, das Sie nicht mehr aufschieben müssen, sondern das Ihnen ein gutes Gefühl gibt.“

Den richtigen Zahnarzt zu finden ist ein bisschen wie die Suche nach einem guten Mechaniker: Alle haben die gleiche Ausbildung, aber der Unterschied liegt im Detail – in der Kommunikation, im Zuhören, im Erklären.

Ich sage meinen Patienten immer: Ihr Zahnarzt sollte Ihnen erklären können, warum etwas gemacht wird – nicht nur was. Wenn Sie nach einer Untersuchung das Gefühl haben, nicht verstanden zu haben, was passiert ist, stimmt etwas nicht. Gute Zahnmedizin beginnt mit guter Kommunikation.

Ein paar Orientierungshilfen: Fragen Sie nach der Philosophie der Praxis. Ist sie eher reparaturorientiert oder präventionsorientiert? Wie viel Zeit wird für die Erstuntersuchung eingeplant? Gibt es ein strukturiertes Recall-System? Werden digitale Diagnostikmethoden eingesetzt? Und ganz entscheidend: Haben Sie das Gefühl, ernst genommen zu werden?

Transparenz bei Kosten und Behandlungsalternativen ist kein Bonus, sondern Standard. Wenn Ihnen nur eine Option präsentiert wird, ohne die Alternativen zu erklären, fehlt ein wesentlicher Teil der Aufklärung. Ein guter Zahnarzt zeigt Ihnen verschiedene Wege – und hilft Ihnen, den richtigen für Ihre Situation zu wählen.

Und noch etwas: Scheuen Sie sich nicht vor Zweitmeinungen. Das ist kein Misstrauen – das ist Verantwortung für Ihre eigene Gesundheit.

Ein guter Zahnarzt erkennt man auch daran, was er nicht tut: keine unnötigen Röntgenbilder, keine übertriebene Diagnostik, kein Upselling von Behandlungen, die nicht indiziert sind. Die beste Zahnmedizin ist oft die, die am wenigsten eingreift – und am meisten verhindert.

Was ich oft erlebe: Patienten, die nach dem ersten Beratungsgespräch sagen, sie müssten „noch mal drüber schlafen". Das ist völlig in Ordnung – und ein gutes Zeichen. Es bedeutet, dass die Information angekommen ist und verarbeitet wird. Ein Zahnarzt, der auf sofortige Entscheidung drängt, sollte Sie stutzig machen. Gute Zahnmedizin braucht Zeit – nicht nur bei der Behandlung, sondern auch bei der Entscheidung.

Es gibt ein Konzept, das in den letzten Jahren international an Bedeutung gewonnen hat: Slow Dentistry. Sie steht es für eine Zahnmedizin, die sich Zeit nimmt – für Diagnostik, für Aufklärung, für die Behandlung selbst. Keine Fließbandmedizin, keine Zehn-Minuten-Termine, kein Zeitdruck. Stattdessen: gründliche Erstuntersuchung, transparente Kommunikation aller Risiken und Optionen, und die Überzeugung, dass Qualität Zeit braucht. Wenn Ihr Zahnarzt sich Zeit für Sie nimmt, ist das kein Luxus – es ist ein Qualitätsmerkmal.

Literatur

Heyman, R.E., Slep, A.M.S., White-Ajmani, M. *et al.*, 2015. Dental patient satisfaction with dentist–patient relationships. *Journal of the American Dental Association*, 146(12), pp. 874–885.

Maló, P., Rangert, B. & Nobre, M., 2003. All-on-Four immediate-function concept with Brånemark System implants for completely edentulous mandibles. *Clinical Implant Dentistry and Related Research*, 5(Suppl. 1), pp. 2–9.

Biologie und Körperzusammenhang

Inhaltsverzeichnis

Anatomie und Biologie der Zähne

C. Alamouti, *Zahngesundheit als Schlüssel zur Langlebigkeit*,
https://doi.org/10.1007/978-3-662-73692-0_6

Warum Ihre Zähne kleine Wunderwerke sind – und wie sie ein Leben lang halten können. Mehr als nur „hartes Zeug" im Mund. Ein Zahn sieht auf den ersten Blick unspektakulär aus. Weiß, fest, ein bisschen glänzend. Doch wenn wir ihn unter die Lupe nehmen, ist er ein kleines Meisterwerk der Natur – präzise gebaut, hoch spezialisiert und erstaunlich widerstandsfähig. Wenn Sie verstehen, wie er aufgebaut ist, werden Sie auch verstehen, warum er so lange halten kann – und warum er manchmal Hilfe braucht.

Schichtarbeit im Schmelz Die oberste Schicht des Zahns heißt Zahnschmelz – und sie ist der härteste Stoff im menschlichen Körper. Mit einer Mohs-Härte um 5 zählt er zu den widerstandsfähigsten biologischen Materialien überhaupt. Doch dieser Schmelz ist auch wie eine Glasur: extrem hart, aber nicht unzerstörbar. Einmal verloren, kann der Körper ihn nicht nachbilden. Deshalb ist der Schutz dieser Schicht eine der Hauptaufgaben von Dental Longevity.

Darunter wird's lebendig Unter dem Schmelz liegt das Dentin – ein Material, das weniger hart, dafür elastischer ist. Es funktioniert wie eine Stoßdämpfer-Schicht, die den Schmelz stützt und Kräfte abfedert. Das Dentin ist durchzogen von winzigen Kanälchen, die Reize (Hitze, Kälte, Druck) ins Zahninnere leiten. Und genau dort sitzt das Herz des Zahns: die Pulpa. Hier finden wir Blutgefäße, Nervenfasern und Abwehrzellen – eine kleine, hochaktive Einheit, die den Zahn am Leben hält. Wenn die Pulpa gesund ist, kann sie kleinere Schäden reparieren. Wenn sie sich entzündet, kann es allerdings schnell schmerzhaft werden.

Speichel – der stille Bodyguard. Kein Kapitel über Zahnbiologie ist vollständig ohne den Star, den kaum jemand würdigt: Speichel. Er wäscht, puffert, remineralisiert – und schützt damit den Zahn Tag und Nacht. Seine Mineralien füllen winzige Schmelzdefekte wieder auf. Seine Enzyme und Antikörper halten Bakterien in Schach. Kurz gesagt: Ohne Speichel wäre selbst der härteste Schmelz machtlos.

Warum Zähne nicht „einfach so" kaputtgehen. In einer gesunden Umgebung kann ein Zahn Jahrzehnte, oft ein ganzes Leben lang halten. Karies, Erosion, Risse – all das passiert, wenn das natürliche Gleichgewicht gestört wird:

Zu viele Säuren. Zu wenig Speichel. Zu starker Abrieb. Unbehandelte Entzündungen. Das Gute: Dieses Gleichgewicht lässt sich aktiv schützen. Ein Zahn ist kein Einzelkämpfer Kein Zahn steht für sich allein. Er ist Teil eines Teams – mit seinen Nachbarzähnen, dem Zahnfleisch, den Kieferknochen und den Muskeln, die alles bewegen. Ein Schaden an einer Stelle kann das gesamte System beeinflussen. Das macht Zahnmedizin zu mehr als „Loch reparieren" – es ist Systempflege.

Merken Sie sich:

„Ihre Zähne sind wie Oldtimer in Bestform: Mit der richtigen Pflege, den passenden Ersatzteilen und einem guten Mechaniker können sie nicht nur alt werden – sie können mit Würde altern."

Neben der Struktur der Zähne spielt auch ein weiterer Faktor eine zentrale Rolle: Ihr orales Mikrobiom – die unsichtbare Gemeinschaft in Ihrem Mund, die Ihr bester Freund oder Ihr größter Gegner sein kann.

Was die meisten Menschen nicht wissen: Zahnschmelz ist das härteste Material im menschlichen Körper – härter als Knochen. Aber er kann sich nicht selbst reparieren, sobald er durchbrochen ist. Dentin, die Schicht darunter, ist weicher und empfindlicher. Die Pulpa im Inneren enthält Nerven und Blutgefäße – sie ist der lebendige Kern des Zahns. Und das Parodont – Zahnfleisch, Wurzelhaut und Kieferknochen – hält alles zusammen. Jede dieser Strukturen hat eigene Bedürfnisse, eigene Schwachstellen und eigene Alterungsmuster. Dental Longevity bedeutet, alle vier Ebenen zu verstehen und zu schützen – nicht nur die Oberfläche.

Ein Gedanke, der mich immer wieder fasziniert: Zahnschmelz wird im Laufe des

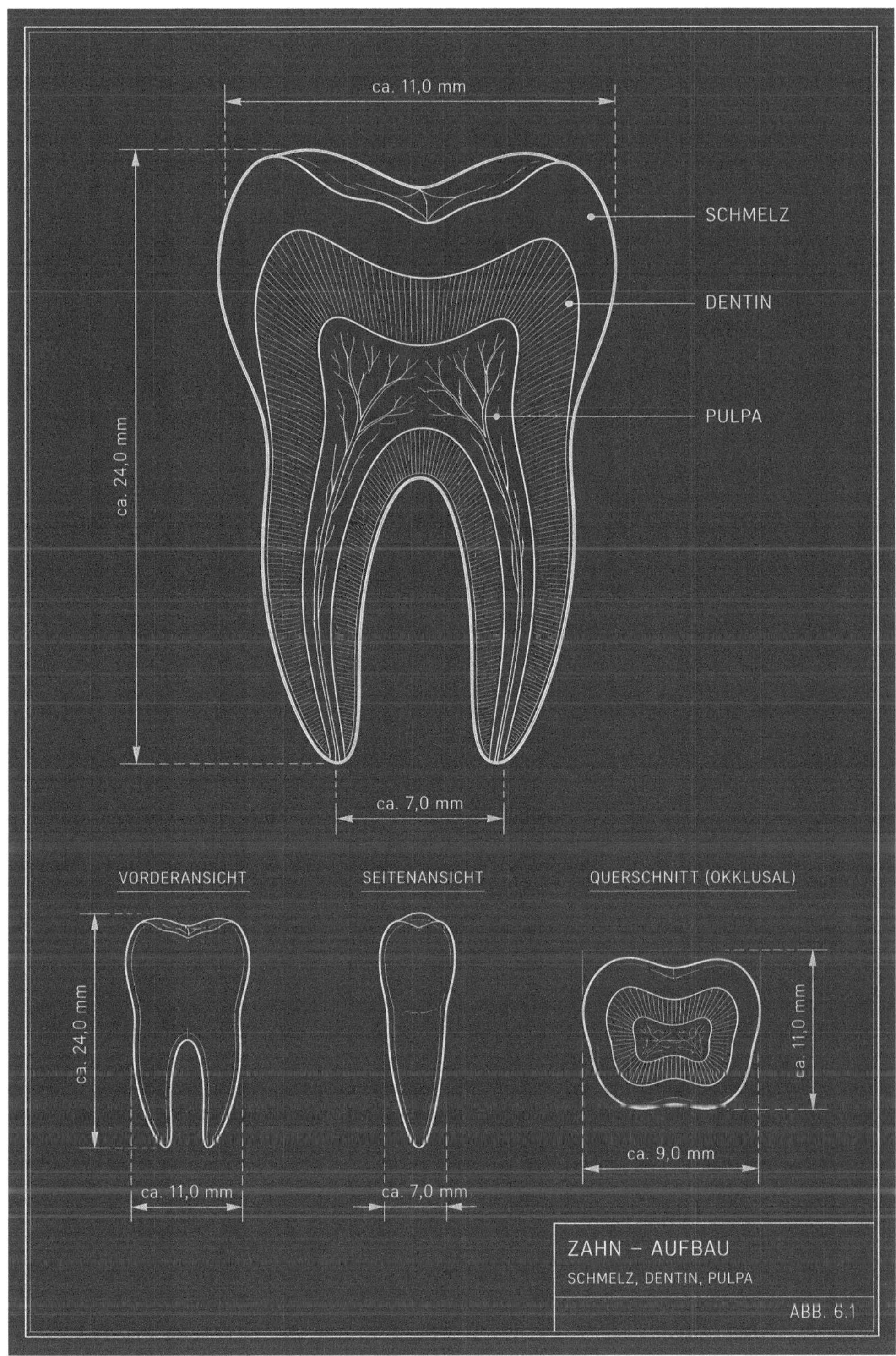

Abb. 6.1 Zahn-Aufbau: Schmelz, Dentin und Pulpa im Querschnitt sowie in Vorder-, Seiten- und Okklusalansicht mit typischen Dimensionen eines Molaren

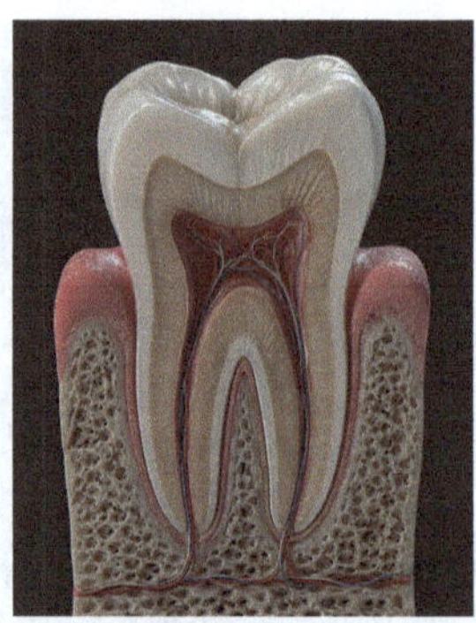

Abb. 6.2 Gesunder Molar im Längsschnitt – photorealistische Darstellung. Der intakte Zahn zeigt den gesunden Zustand mit fest anliegendem Zahnfleisch, klar erkennbarer Pulpa mit Blutgefäßen und Nerven sowie dichtem, trabekulärem Alveolarknochen ohne Abbauzeichen

Lebens nicht erneuert. Der Schmelz, den Sie als Kind entwickelt haben, muss Ihr ganzes Leben halten. Vergleichen Sie das mit Ihrer Haut, die sich alle vier Wochen erneuert, oder Ihrer Leber, die sich regeneriert, oder Ihren Knochen, die ständig umgebaut werden. Zahnschmelz nicht. Was einmal weg ist, bleibt weg. Deshalb ist Prävention im Mund nicht optional – sie ist existenziell. Jeder Säureangriff, jeder mechanische Abrieb, jeder Riss ist eine permanente Veränderung. Dental Longevity bedeutet daher: den Schmelz wie einen Schatz behandeln, den man nicht vermehren, sondern nur bewahren kann.

Ein Gedanke, den ich jedem Patienten mitgebe: Ihre Zähne sind Organe. Keine Werkzeuge, keine dekorativen Elemente – Organe. Mit Nerven, Blutgefäßen, lebendigem Gewebe. Wenn Sie einen Finger verlieren würden, wäre das ein dramatisches Ereignis. Einen Zahn zu verlieren sollte mit ähnlicher Ernsthaftigkeit betrachtet werden – denn die Konsequenzen für Ernährung, Sprache, Ästhetik und Gesamtgesundheit sind weitreichender als die meisten ahnen.

Das Zement, das die Zahnwurzel bedeckt, ist ein oft vergessener Mitspieler: Es ermöglicht die Verankerung der Sharpey-Fasern, die den Zahn im Knochen halten. Im Alter kann sich das Zement verdicken – eine natürliche Anpassung an veränderte Belastungen. Und die Gingiva, das Zahnfleisch, bildet eine versiegelte Manschette um jeden Zahn, die verhindert, dass Bakterien in die Tiefe vordringen. Wenn diese Manschette durch Entzündung durchbrochen wird, beginnt die Parodontitis.

Orales Mikrobiom

Inhaltsverzeichnis

C. Alamouti, *Zahngesundheit als Schlüssel zur Langlebigkeit*,
https://doi.org/10.1007/978-3-662-73692-0_7

Warum Billionen kleiner Mitbewohner in Ihrem Mund über Ihre Zahngesundheit entscheiden

Das unsichtbare Ökosystem Ihr Mund ist kein steriler Reinraum – und das ist auch gut so. Zwischen Zähnen, Zahnfleisch, Zunge und Wangen tummeln sich Milliarden Mikroorganismen: Bakterien, Pilze, Viren. Man könnte sagen: Ihr Mund ist die wohl exklusivste WG Ihres Körpers. Und wie in jeder guten WG gilt: Wenn die Mitbewohner sich vertragen, läuft's rund. In Balance hilft das Mikrobiom Ihnen sogar:

Es blockt Krankheitserreger ab, bevor die Party eskaliert. Es hält den pH-Wert stabil – keine saure Stimmung. Es unterstützt die Verdauung – quasi ein VorspeisenService. Doch wie in jeder WG kann die Stimmung kippen: ein bisschen zu viel Zucker, zu wenig Speichel, oder die Dauerparty mit Softdrinks – und plötzlich werden die netten Mitbewohner zu echten Problemkindern.

Von Freund zu Feind Im gesunden Mund herrscht Harmonie. Aber wenn das Gleichgewicht kippt:

Karies-Bakterien (z. B. Streptococcus mutans) fressen sich durch den Schmelz wie hungrige Studenten durch den Kühlschrank.

Parodontitis-Keime (Porphyromonas gingivalis) starten Entzündungs-Flashmobs, die nicht nur das Zahnfleisch, sondern auch den ganzen Körper ins Chaos stürzen.

Ihr Speichel – der WG-Manager Speichel ist so etwas wie der ordentliche Mitbewohner, der den Müll rausbringt:

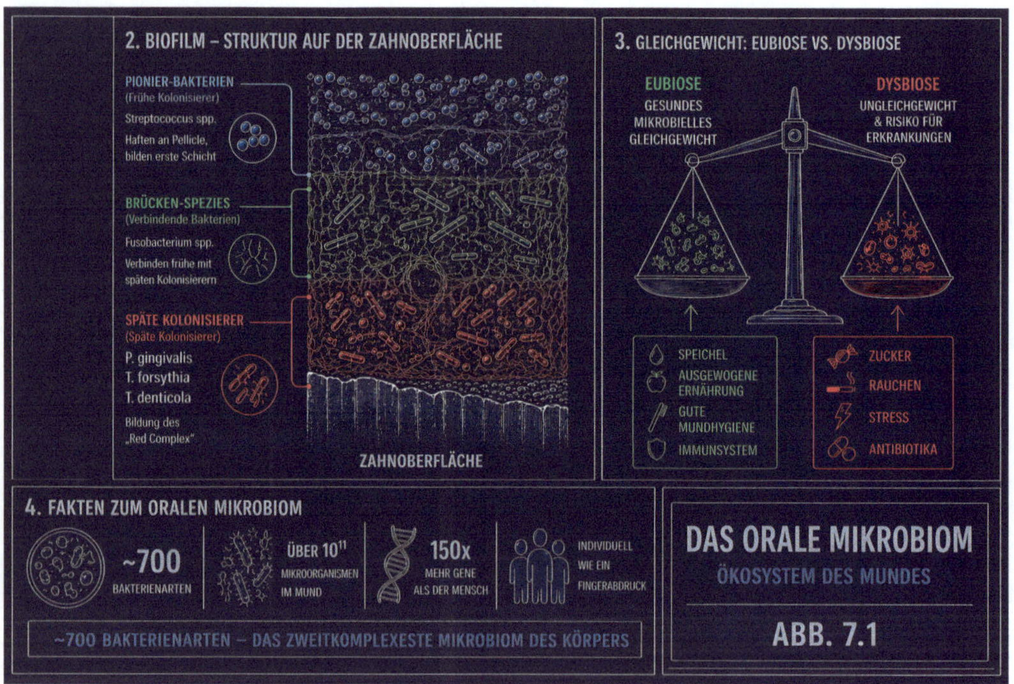

Abb. 7.1 Das orale Mikrobiom – Ökosystem des Mundes. Die Abbildung zeigt die Schichtung des Biofilms von Pionierbakterien über Brückenspezies bis zu den späten Kolonisierern des „Red Complex" sowie die Balance zwischen Eubiose und Dysbiose

Er spült Zucker weg, neutralisiert Säuren, bringt Mineralien zur Reparatur mit. Fällt er aus (z. B. durch Stress, Medikamente oder Alter), gerät die WG schnell ins Chaos. Nitrat – der unterschätzte Mitbewohner Einige Bakterien können Nitrate aus Gemüse (z. B. Rote Bete, Spinat) in Nitrit und weiter in Stickstoffmonoxid (NO) umwandeln. Das kleine Molekül kann Blutgefäße erweitern, Blutdruck regulieren und sogar das Zahnfleisch stärken. Übersetzt: Salat ist nicht nur gesund – er ist MikrobiomDoping.

Goldene Regeln für ein stabiles Mikrobiom: Regelmäßig putzen – aber sanft. Zuckerpausen einlegen – keine Dauerparty. Speichelfluss anregen – trinken, kauen, lachen. Mundspüllösungen gezielt einsetzen – nicht als Dauerdesinfektion. Gemüse-Nitrate regelmäßig essen – für die NO-Produktion.

AUS DER PRAXIS: Frau M. und die Dauer-Minzpastillen. Frau M., 42, kam mit ständigem Zahnfleischbluten und schlechtem Atem in die Praxis. Sie putzte fleißig – aber lutschte den ganzen Tag zuckerfreie Minzpastillen gegen den Mundgeruch. Was sie nicht wusste: Die Pastillen enthielten Sorbitol, was „ihre" Bakterien als Dauer-Snack feierten. Das Mikrobiom kippte, Parodontitis-Keime nutzten die Gunst der Stunde. Nach Speicheltest, gezielter Therapie und dem Tipp, lieber auf knackige Karotten und ausreichend Wasser zu setzen, stabilisierte sich das Mikrobiom wieder. Fazit: Der Mundgeruch verschwand, das Zahnfleisch hörte auf zu bluten – und Frau M. konnte endlich wieder mit gutem Gefühl lachen, ohne den Pastillen-Vorrat im Handtaschenformat.

Merksatz:

„Das Ziel ist nicht, den Mund keimfrei zu machen. Das Ziel ist, ein stabiles Team im Mund zu haben – eins, das für Sie spielt, nicht gegen Sie."

Was bedeutet das in der Praxis? Wenn Sie nach dem Genuss eines Salats mit Rucola und Spinat den Mund spülen, liefern Sie Ihren Mundbakterien Nitrat, das sie zu Nitrit umwandeln. Dieses Nitrit wird im Magen zu Stickstoffmonoxid – einem Molekül, das die Blutgefäße erweitert und den Blutdruck senkt. Übersetzt: Salat ist nicht nur gesund – er ist Mikrobiom-Doping.

Umgekehrt gilt: Antibakterielle Mundspülungen mit Chlorhexidin töten nicht nur schädliche Bakterien, sondern auch die Nitrit-produzierenden Helfer. Studien zeigen, dass regelmäßige Chlorhexidin-Nutzung den Blutdruck messbar erhöhen kann. Das Mikrobiom ist eben kein einfaches System – es ist ein Ökosystem, und jeder Eingriff hat Nebenwirkungen.

Was das Gleichgewicht stört: Zucker füttert die falschen Bakterien. Mundatmung trocknet den Speichel aus und verändert die Sauerstoffverhältnisse. Chronischer Stress erhöht Cortisol, das die Immunabwehr im Zahnfleisch schwächt. Und zu aggressive Mundspülungen zerstören die Vielfalt, die das System stabil hält.

Was das Gleichgewicht fördert: Ballaststoffreiche, pflanzenbasierte Ernährung. Fermentierte Lebensmittel wie Joghurt, Kimchi und Sauerkraut. Ausreichend Wasser. Und Zurückhaltung bei antibakteriellen Produkten, es sei denn, sie sind medizinisch indiziert.

Was wir in den nächsten Jahren sehen werden: personalisierte Mikrobiom-Therapie. Statt pauschal Bakterien zu bekämpfen, werden wir gezielt fördern und unterdrücken – mit Probiotika, Präbiotika und möglicherweise sogar Mikrobiom-Transplantationen. Die Mundflora wird zum individuellen Gesundheitsprofil, das wir lesen und steuern können. Das ist keine Utopie – die Grundlagen werden heute in Laboren weltweit gelegt.

Ein Gedanke zum Schluss dieses Kapitels: Ihr Mikrobiom ist so individuell wie Ihr Fingerabdruck. Was für den einen funktioniert, funktioniert für den anderen möglicherweise nicht. Deshalb ist personalisierte Mundgesundheit – basierend auf Speichelanalyse, Mikrobiomtests und individuellen Risikofaktoren – die Zukunft der Prävention. Standardrezepte reichen nicht mehr.

Literatur

Rajasekaran, J.J., Krishnamurthy, H.K., Bosco, J. *et al.*, 2024. The oral microbiome: a review of its impact on oral and systemic health. *Cureus*, 16(8), e67613.

Xi, M., Kalyan, S., Teschke, K. *et al.*, 2024. Periodontal bacteria influence systemic diseases through the oral–gut axis: a review. *Frontiers in Microbiology*, 15, 1408141.

Der Darm – Zentrale des Immunsystems

Inhaltsverzeichnis

C. Alamouti, *Zahngesundheit als Schlüssel zur Langlebigkeit*,
https://doi.org/10.1007/978-3-662-73692-0_8

Warum gesunde Zähne auch im Bauch beginnen Das unterschätzte Kraftwerk Wenn wir an starke Abwehrkräfte denken, kommen den meisten Menschen Vitamine, Sport oder vielleicht das Immunsystem allgemein in den Sinn. Doch die eigentliche Schaltzentrale unserer Abwehr sitzt nicht im Blut, nicht in den Muskeln – sondern im Darm. Etwa 70 % aller Immunzellen befinden sich dort. Kein anderes Organ hat so viel Einfluss darauf, ob unser Körper Eindringlinge abwehrt oder Infektionen nachgibt.

Mund und Darm – eine enge Verbindung. Der Mund ist das Eingangstor zum Körper. Alles, was Sie essen, trinken oder an Bakterien im Mund beherbergen, landet früher oder später im Darm.

Gerät das orale Mikrobiom aus dem Gleichgewicht, schickt es schädliche Keime auf die Reise nach unten.

Gerät das Darmmikrobiom durcheinander (z. B. durch Antibiotika, Stress, Zucker oder falsche Ernährung), schwächt das die Abwehr – und plötzlich haben auch Mundbakterien leichtes Spiel.

Man könnte sagen: Mund und Darm sind zwei WGs im selben Haus. Wenn es in einer ständig kracht, bleibt die andere nicht lange friedlich.

AUS DER PRAXIS: Herr K. und die stille Entzündung Herr K., 55, putzte gewissenhaft, nutzte Zahnseide, ging regelmäßig zur Kontrolle – und trotzdem hatte er immer wieder Zahnfleischentzündungen. Die

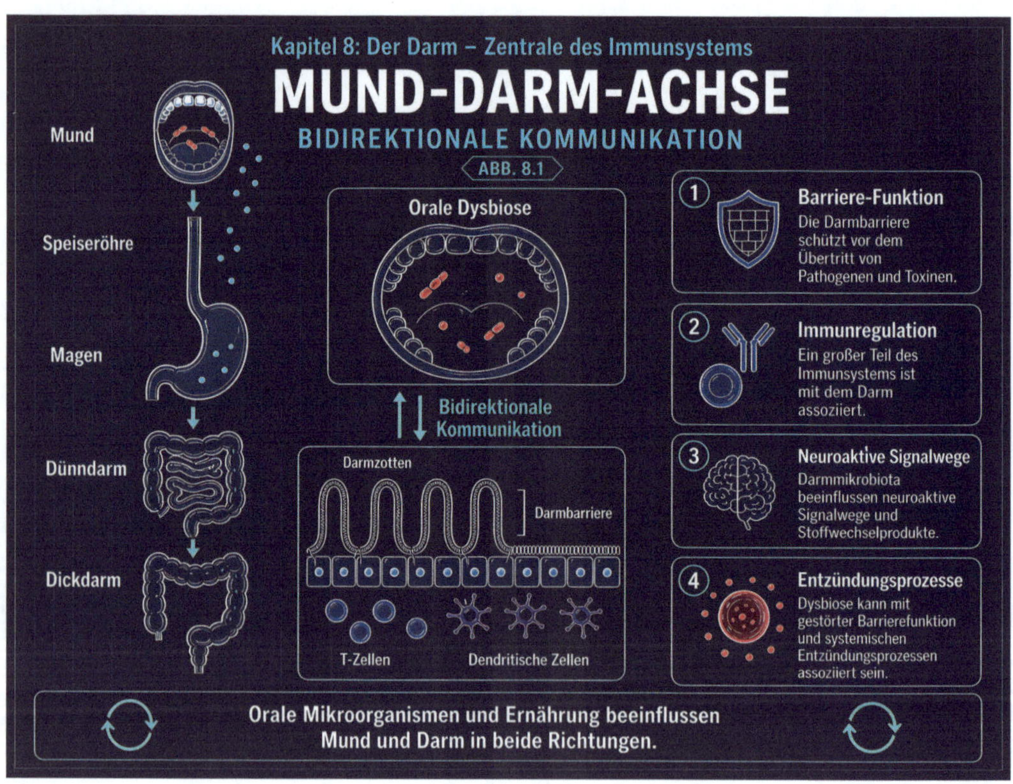

Abb. 8.1 Mund-Darm-Achse – bidirektionale Kommunikation. Orale Mikroorganismen gelangen über den Verdauungstrakt in den Darm und beeinflussen dort Barrierefunktion, Immunregulation, neuroaktive Signalwege und Entzündungsprozesse

eigentliche Ursache fanden wir im Gespräch: Er litt seit Jahren unter Reizdarm und nahm regelmäßig Medikamente gegen Sodbrennen. Sein Darmmikrobiom war dauerhaft gestört, das Immunsystem dadurch geschwächt – und so konnten selbst kleine Keime im Mund große Entzündungen auslösen. Die Lösung: eine interdisziplinäre Behandlung.

Der Gastroenterologe stellte die Darmtherapie neu ein, wir unterstützten lokal mit gezielter Parodontaltherapie und Mikrobiom-Tests, dazu eine Ernährung mit ballaststoffreichem Gemüse, fermentierten Lebensmitteln und ausreichend Flüssigkeit.

Das Ergebnis: Nach einigen Monaten war das Zahnfleisch stabil – und die Darmbeschwerden hatten sich deutlich gebessert.

Wie Sie Darm und Mund gleichzeitig schützen Ernährung: Viel Gemüse, Vollkorn, fermentierte Lebensmittel (z. B. Sauerkraut, Joghurt, Kimchi). Zuckerpausen: Weniger Snacks, weniger Dauerfutter für schlechte Bakterien. Stressreduktion: Stress schwächt Darmflora und Immunsystem gleichermaßen. Antibiotika-Bewusstsein: Nur wenn nötig, und danach gezielt Darmflora regenerieren. Mikrobiom-Tests: Bei chronischen Problemen können Analysen helfen, gezielt gegenzusteuern.

Merksatz:

„Gesunde Zähne beginnen nicht nur mit der Zahnbürste – sondern auch mit einem gesunden Darm."

Das Konzept der oralen-intestinalen Achse gewinnt in der Forschung zunehmend an Bedeutung. Verschluckte Mundbakterien können die Zusammensetzung der Darmflora verändern – besonders dann, wenn die Mundflora aus dem Gleichgewicht geraten ist. Parodontitis-Bakterien wie Fusobacterium nucleatum wurden nicht nur im Mund, sondern auch im Dickdarm nachgewiesen – und stehen dort im Verdacht, Entzündungsprozesse zu fördern. Die Konsequenz: Wer seinen Mund gesund hält, schützt mögli cherweise auch seinen Darm. Probiotische Lebensmittel, ballaststoffreiche Ernährung und die Vermeidung von Antibiotika ohne klare Indikation unterstützen beide Ökosysteme gleichzeitig.

Ein Beispiel aus meiner Praxis verdeutlicht den Zusammenhang: Eine Patientin mit chronischem Reizdarm und immer wiederkehrenden Aphten im Mund. Gastroenterologisch war alles abgeklärt, ohne klaren Befund. Als wir ihre fortgeschrittene Parodontitis behandelten und die orale Bakterienlast senkten, besserten sich innerhalb weniger Monate auch die Darmbeschwerden. Zufall? Möglich. Aber physiologisch plausibel – denn sie schluckte täglich Milliarden Parodontitis-Bakterien, die ihr Darmmikrobiom beeinflussten.

Die Oral-Gut-Achse wird in den nächsten Jahren zu einem der spannendsten Forschungsfelder der Medizin. Erste Studien zeigen, dass orale Probiotika – also gezielte Bakterienstämme, die im Mund angesiedelt werden – nicht nur die Mundflora stabilisieren, sondern auch die Darmgesundheit positiv beeinflussen können. Das Feld ist jung, die Daten sind vorläufig, aber die Richtung stimmt: Wer den Mund als Tor zum Darm versteht, versteht den Körper besser.

Was das für Ihre tägliche Praxis bedeutet: Jedes Mal, wenn Sie Ihre Zähne gründlich putzen und Ihr Zahnfleisch gesund halten, reduzieren Sie die Menge an Bakterien, die Sie täglich verschlucken. Und jedes Mal, wenn Sie fermentierte Lebensmittel essen oder auf unnötige Antibiotika verzichten, stärken Sie das Ökosystem, das Ihr Darm und Ihr Mund gemeinsam bilden.

Die Darm-Mund-Verbindung erinnert uns daran, dass der Körper kein Baukasten aus isolierten Teilen ist, sondern ein integriertes System, in dem alles mit allem zusammenhängt. Dental Longevity bedeutet, dieses System als Ganzes zu verstehen – und den Mund als das zu behandeln, was er ist: das Tor zum Inneren.

Probiotische Forschung im Mundbereich ist ein aufstrebendes Feld. Bestimmte Lactobacillus-Stämme zeigen in Studien die Fähigkeit, parodontale Pathogene zu verdrängen, VSC-Produktion (***Volatile Sulfur Compounds** – auf Deutsch: **flüchtige Schwefelverbindungen)** zu reduzieren und die Schleimhautbarriere zu stärken. Die Herausforderung: Die Mundhöhle ist ein dynamisches Ökosystem, und oral applizierte Probiotika müssen sich gegen etablierte Biofilme behaupten. Erste klinische Daten sind vielversprechend, aber wir stehen noch am Anfang der personalisierten Mikrobiomtherapie.

*VSC sind die wichtigsten Verursacher von schlechtem Atem und entstehen durch anaerobe Bakterien auf: Zunge, Zahnfleischtaschen, Zahnbelag

Literatur

Xi, M., Kalyan, S., Teschke, K. *et al.*, 2024. Periodontal bacteria influence systemic diseases through the oral–gut axis: a review. *Frontiers in Microbiology*, 15, 1408141.

Rajasekaran, J.J., Krishnamurthy, H.K., Bosco, J. *et al.*, 2024. The oral microbiome: a review of its impact on oral and systemic health. *Cureus*, 16(8), e67613.

Speichel – das flüssige Schutzsystem

Inhaltsverzeichnis

C. Alamouti, *Zahngesundheit als Schlüssel zur Langlebigkeit*,
https://doi.org/10.1007/978-3-662-73692-0_9

Die Speichelproduktion ist einer der am meisten unterschätzten Faktoren der Mundgesundheit. Speichel enthält Bikarbonat, Phosphat, Kalzium, Enzyme und Antikörper – er ist das flüssige Schutzsystem des Mundes. Er neutralisiert Säuren, remineralisiert den Zahnschmelz, spült Bakterien weg und unterstützt die Verdauung bereits im Mund. Durchschnittlich produziert ein Erwachsener 0,5 bis 1,5 L Speichel pro Tag. Sinkt die Produktion – etwa durch Medikamente, Stress, Mundatmung oder Alter – steigt das Risiko für Karies, Erosion und Infektionen erheblich. Die Qualität des Speichels lässt sich durch Pufferkapazitätstests und Fließratenmessungen prüfen. Maßnahmen zur Speichelförderung: ausreichend trinken, zuckerfreien Kaugummi kauen, knackiges Gemüse essen, Nasenatmung trainieren.

Nasenatmung und Mundatmung

Atmung geschieht automatisch – und genau darin liegt das Problem: Was automatisch läuft, hinterfragen wir nicht. Dabei macht es einen großen Unterschied, ob wir durch die Nase atmen – oder durch den Mund. Die Nase ist wie schon beschrieben ein kleines Wunderwerk. Sie filtert, befeuchtet, temperiert. Sie ist Klimaanlage, Luftreiniger und Sicherheitskontrolle in einem. Der Mund kann das alles nicht.

Wenn wir dauerhaft durch den Mund atmen, verändert sich das Milieu im Mundraum. Der Speichel wird weniger, die Schleimhäute trocknen aus, das Gleichgewicht verschiebt sich. Bakterien, die Sauerstoff meiden, fühlen sich plötzlich sehr wohl. Es ist ein bisschen wie in einem schlecht gelüfteten Raum: Irgendwann kippt die Stimmung.

Ein Patient sagte einmal: „Ich putze wirklich gut, aber irgendwie wird es nicht besser." Die Ursache lag nicht an der Zahnbürste. Sondern daran, dass er nachts mit offenem Mund schlief. Manchmal sind es nicht die großen Dinge. Sondern die leisen.

- **Kernaussage:** Nicht nur was wir atmen zählt – sondern wie wir es tun.

Wenn ich Patienten frage, was der wichtigste Schutzfaktor für ihre Zähne ist, höre ich fast immer: Zahnpasta. Niemand sagt: Speichel. Dabei ist Speichel das unterschätzteste Medikament der Welt.

Ein Erwachsener produziert zwischen einem halben und anderthalb Litern Speichel pro Tag. In dieser Flüssigkeit steckt eine biochemische Apotheke: Bikarbonat, das Säuren neutralisiert. Kalzium und Phosphat, die den Zahnschmelz remineralisieren. Lysozym und Lactoferrin, die Bakterien in Schach halten. Immunglobulin A, das als erste Verteidigungslinie dient.

Mundtrockenheit betrifft etwa 25 % aller Erwachsenen über 65 – meist durch Medikamente. Über 500 Wirkstoffe können den Speichelfluss reduzieren. Die Folgen: dramatisch erhöhtes Kariesrisiko, beschleunigte Erosion, Pilzinfektionen.

▪▪ Fallbeispiel

Frau L., 72, kam mit plötzlich auftretender Karies an sieben Zähnen gleichzeitig. Die Ursache war ein neues Blutdruckmedikament, das ihren Speichelfluss halbiert hatte. Niemand hatte sie darüber informiert.

So unterstützen Sie Ihren Speichel: Ausreichend Wasser trinken, zuckerfreien Kaugummi nach den Mahlzeiten kauen, knackiges Gemüse essen, durch die Nase atmen, und mit dem Arzt sprechen, wenn Medikamente den Speichelfluss beeinflussen könnten.

▪ Versuch/Sealbstbeobachtung

Wenn sich der Mund morgens häufig trocken anfühlt, kann es sinnvoll sein zu prüfen, ob nachts vermehrt durch den Mund geatmet wird. Nächtliche Mundatmung gilt als ein relevanter Faktor für orale Trockenheit. Als vorsichtiger Selbstbeobachtungsversuch kann in Einzelfällen ein hautfreundliches, poröses Lippenpflaster (Mouth Taping) eingesetzt werden, um die Nasenatmung zu unterstützen. Ein gesicherter Nutzen hinsichtlich des Speichelflusses oder oraler Gesundheit ist jedoch bislang nicht ausreichend belegt. Bei Schnarchen, Verdacht auf Schlafapnoe, eingeschränkter Nasenatmung oder anderen Atemproblemen sollte auf diese Maßnahme verzichtet und eine ärztliche Abklärung empfohlen werden.

Moderne Speicheldiagnostik bietet heute die Möglichkeit, gezielte Biomarker zu erfassen, die zuverlässige Rückschlüsse auf orale – und teilweise auch systemische – Prozesse erlauben.

Ein besonders aussagekräftiges Beispiel ist das Enzym **aktives Matrix-Metalloproteinase-8 (aMMP-8)**. Es wird beim Abbau von kollagenem Gewebe im Zahnhalteapparat freigesetzt und gilt als einer der sensibelsten Biomarker für aktive parodontale Entzündungsprozesse. Seine Bestimmung ermöglicht eine frühzeitige Einschätzung von Gewebeabbau – und liefert damit wertvolle Informationen sowohl für die Diagnostik als auch für die Verlaufskontrolle parodontaler Erkrankungen.

Dental Longevity-Fazit
aMMP-8 ist mehr als ein Entzündungsmarker – er zeigt echten, aktiven Gewebeabbau. Damit zählt er zu den vielversprechendsten Parametern der modernen Parodontologie und besitzt großes Potenzial für eine konsequent präventive Zahnmedizin.

Darüber hinaus wird intensiv an weiteren Anwendungsfeldern geforscht: die Analyse von Entzündungsmarkern, Hormonen und metabolischen Parametern im Speichel eröffnet neue diagnostische Perspektiven. Besondere Aufmerksamkeit gilt dabei dem Konzept der sogenannten **„Liquid Biopsy"** – dem nicht-invasiven Nachweis krankheitsspezifischer Biomarker direkt aus Körperflüssigkeiten. Viele dieser Ansätze befinden sich noch in der Entwicklung und sind bislang nicht als Routineverfahren etabliert. Dennoch zeichnet sich ab: Der Speichel könnte das flüssige Biopsiematerial der Zahnmedizin werden – nicht-invasiv, jederzeit verfügbar und reich an diagnostischer Information.

Xerostomie – chronische Mundtrockenheit – tritt nicht nur als eigenständige Erkrankung auf, sondern ist auch eine häufige und oft unterschätzte Nebenwirkung von Krebstherapien, insbesondere der Strahlentherapie im Kopf-Hals-Bereich. Der Speichelfluss kann dabei dauerhaft und erheblich eingeschränkt sein. Für Betroffene sind Speichelersatzmittel, remineralisierende Gele und eine engmaschige zahnärztliche Betreuung oft lebenslang notwendig. Die Zusammenarbeit zwischen Onkologie und Zahnmedizin muss dabei deutlich enger werden – idealerweise beginnt die zahnärztliche Begleitung bereits vor dem Start der Krebstherapie.

Praxistipp
Leiden Sie nachts unter Mundtrockenheit, kann ein Luftbefeuchter im Schlafzimmer helfen: Die erhöhte Luftfeuchtigkeit reduziert die Verdunstung an den Schleimhäuten und lindert die Symptome spürbar. Sprechen Sie außerdem mit Ihrer Apotheke über moderne Speichelersatzpräparate – die heute verfügbaren Sprays und Gele sind sowohl in ihrer Wirksamkeit als auch in ihrem Geschmack deutlich verbessert.

Die Zukunft der Speicheldiagnostik ist vielversprechend. Bereits heute lassen sich über den Speichel Entzündungsmarker messen, die Rückschlüsse auf parodontale Aktivität erlauben. In der Entwicklung befinden sich Point-of-Care-Tests, die innerhalb weniger Minuten ein umfassendes Risikoprofil liefern – für Karies, Parodontitis und möglicherweise auch systemische Erkrankungen. Die Speicheldiagnostik steht an der Schwelle, zu einem zentralen Instrument individualisierter Präventivmedizin zu werden.

Literatur

Boynes, S. et al. (2025) ‚Assessment of salivary matrix metalloproteinase (MMP8) and activated salivary matrix metalloproteinase (aMMP8) in periodontitis patients: a systematic review and meta-analysis', *Frontiers in Oral Health*, 6. Verfügbar unter: https://www.frontiersin.org/journals/oral-health/articles/10.3389/froh.2025.1444399/full (Zugriff: 21. April 2026).

Domokos, Z. *et al.*, 2024. Evaluating salivary MMP-8 as a biomarker for periodontal diseases: a systematic review and meta-analysis. *Heliyon*, 10(22), e16433. Verfügbar unter: https://www.cell.com/heliyon/fulltext/S2405-8440(24)16433-X (Zugriff: 21. April 2026).

Zhang, L. *et al.*, 2018. Salivary matrix metalloproteinase (MMP)-8 as a biomarker for periodontitis: a PRISMA-compliant systematic review and meta-analysis. *Medicine*, 97(3), e9642. Verfügbar unter: https://pmc.ncbi.nlm.nih.gov/articles/PMC5779768/ (Zugriff: 21. April 2026).

Öztürk, V.Ö. *et al.*, 2021. Evaluation of active matrix metalloproteinase-8 (aMMP-8) chair-side test as a diagnostic biomarker in the staging of periodontal diseases. *Journal of Periodontal Research*, 56(4), pp. 736–745. Verfügbar unter: https://pubmed.ncbi.nlm.nih.gov/33556789/ (Zugriff: 21. April 2026).

Räisänen, I.T. *et al.*, 2025. Active matrix metalloproteinase-8 in periodontal diagnosis: a scoping review. *Diagnostics*, 15(22), 2932. Verfügbar unter: https://www.mdpi.com/2075-4418/15/22/2932 (Zugriff: 21. April 2026).

Der pH-Wert – das unsichtbare Gleichgewicht

Inhaltsverzeichnis

C. Alamouti, *Zahngesundheit als Schlüssel zur Langlebigkeit*,
https://doi.org/10.1007/978-3-662-73692-0_10

Es gibt Helden, die niemand sieht – in der Zahnmedizin heißt einer davon pH-Wert. Er macht keine Geräusche, leuchtet nicht auf dem Röntgenbild und taucht in kaum einem Smalltalk auf, aber er entscheidet täglich darüber, ob Zähne stark bleiben oder sich langsam verabschieden.

Der Speichel – Schutzfaktor mit Biochemie-Diplom. Speichel ist der stille Wächter über das pH-Gleichgewicht. Während wir ahnungslos frühstücken, Kaffeepausen einlegen oder das Glas Rotwein am Abend genießen, arbeitet er unermüdlich daran, Säuren zu neutralisieren und Mineralien zurückzubringen. Er enthält Bikarbonat, Phosphat, Kalzium – eine Art flüssige Zahnversicherung. Sinkt der pH-Wert nach einer Mahlzeit ab, startet der Speichel sofort ein Gegenspiel: neutralisieren, remineralisieren, reparieren. Das klappt allerdings nur, wenn genügend Speichel da ist – und er nicht durch Medikamente, Stress oder ständige Mundatmung ausgebremst wird.

Wenn das Säure-Basen-Gleichgewicht aus dem Takt gerät. Ein gesunder Mund balanciert ständig zwischen Säure und Base. Gerät dieses System aus dem Gleichgewicht, beginnt die leise Katastrophe: Unter pH 5,5 löst sich Schmelz auf. Über pH 8 steigt das Risiko für Zahnstein. Manche Patienten wundern sich, warum sie trotz guter Pflege plötzlich empfindliche Zähne haben. Dann zeigt sich oft: Die Ernährung ist eine Säurelawine – Smoothies, Energy Drinks, Essigwasser.

Säure von innen – die unterschätzte Gefahr Nicht nur von außen, auch von innen kommt Druck auf das System. Reflux, also Magensäure, die in die Speiseröhre zurücksteigt, kann unbemerkt Zähne zerstören. Viele Betroffene merken nichts – kein Brennen, kein Sodbrennen, aber der Zahn-

10

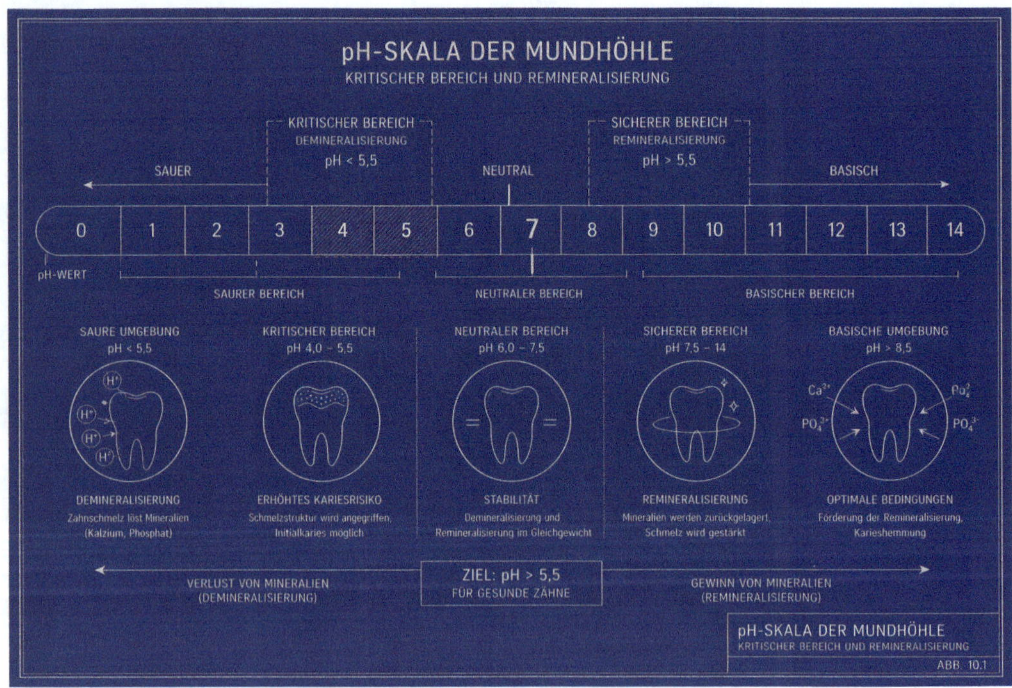

Abb. 10.1 pH-Skala der Mundhöhle. Unterhalb des kritischen pH-Werts von 5,5 beginnt die Demineralisierung des Zahnschmelzes; oberhalb dominiert die Remineralisation durch Speichel und Mineralien

schmelz verabschiedet sich schleichend. Typisch: matte Innenseiten der Frontzähne, dünner werdender Schmelz, manchmal kleine Kantenabbrüche.

Wie man den pH wieder auf Kurs bringt. Das Schöne ist: Der Körper hat ein unglaubliches Talent zur Selbstregulation – man muss ihn nur lassen. Kauen: zuckerfreie Kaugummis oder Knabbergemüse regen Speichel an. Trinken: Wasser ist der beste pH-Stabilisator. Atmung: Nasenatmung hält die Schleimhäute feucht, Mundatmung trocknet sie aus. Ernährung: Kalzium, Magnesium, Phosphat – das Baumaterial der Remineralisierung.

- **Kernaussage:** Der pH-Wert ist der Thermostat der Mundgesundheit – und der Speichel die Klimaanlage, die alles in Balance hält.

Der pH-Wert ist kein Laborwert, sondern ein Lebenszeichen. Er verbindet Ernährung, Stress, Atmung, Medikamente und innere Prozesse zu einem feinen Gleichgewicht, das entscheidet, ob Ihre Zähne alt werden dürfen – oder frühzeitig in Rente gehen.

Ein Beispiel aus der Praxis: Eine junge Frau, Studentin, trank täglich drei bis vier Gläser frisch gepressten Orangensaft – „wegen der Vitamine". Ihr Schmelz war sichtbar erodiert, die Frontzähne wurden transparent. Nicht Karies, nicht mangelnde Pflege – sondern Säure. Wir änderten nur eine Gewohnheit: Saft zum Essen, danach Wasser, 30 min warten, dann putzen. Innerhalb eines Jahres stabilisierte sich der Befund. Die Lektion: Nicht was wir essen und trinken ist entscheidend, sondern wann und wie oft.

Reflux und Erosion: Ein Zusammenhang, der in der Praxis häufiger vorkommt als gedacht. Patienten mit gastroösophagealem Reflux – auch dem stillen Reflux ohne klassisches Sodbrennen – zeigen typische Erosionsmuster an den Innenflächen der Oberkieferzähne. Die Magensäure erreicht den Mund besonders nachts, wenn der Speichelfluss reduziert ist. Die Diagnose stellen wir oft als Zahnärzte zuerst – lange bevor der Patient zum Gastroenterologen geht. Protonenpumpenhemmer, Schlafposition und Ernährungsanpassung sind die therapeutischen Säulen.

Speicheltest-Kits für zu Hause werden in den nächsten Jahren zugänglicher und günstiger. Stellen Sie sich vor, Sie messen morgens Ihren Speichel-pH wie andere ihren Blutzucker – und passen Ihre Ernährung entsprechend an. Das ist noch Zukunftsmusik, aber die Technologie existiert bereits im Labor. Die Kombination aus Speicheldiagnostik und KI-basierter Auswertung wird die personalisierte Mundgesundheit revolutionieren.

Ein Tipp, den ich selbst befolge: Nach jedem säurehaltigen Essen oder Getränk spüle ich den Mund kurz mit stillem Wasser. Das verdünnt die Säure, hebt den pH-Wert an und gibt dem Speichel einen Vorsprung bei der Remineralisierung. Einfach, kostenlos, wirksam. Und deutlich besser als sofortiges Putzen, das den erweichten Schmelz abtragen würde.

Literatur

Donovan T, Hedger IH, Gingrich L et al (2021) Contemporary diagnosis and management of dental erosion. J Esthet Restor Dent 33(1):7–22

World Health Organization (2025) Sugars and dental caries. Fact sheet. WHO, Geneva

Mundgeruch – wenn der Atem spricht

Inhaltsverzeichnis

C. Alamouti, *Zahngesundheit als Schlüssel zur Langlebigkeit*,
https://doi.org/10.1007/978-3-662-73692-0_11

Man sagt, der erste Eindruck zählt. In der Zahnmedizin wissen wir: manchmal ist es der zweite Atemzug, der alles entscheidet. Kaum ein Thema ist so tabuisiert – und gleichzeitig so häufig. Mundgeruch betrifft laut Studien jeden dritten Erwachsenen, und doch spricht kaum jemand darüber.

Woher kommt Mundgeruch wirklich?

Die meisten vermuten den Magen. In Wahrheit liegt die Ursache in rund 90 % aller Fälle im Mund selbst. Nicht im Bauch, sondern in winzigen Nischen zwischen Zähnen, auf der Zunge oder im Zahnfleisch entstehen geruchsaktive Schwefelverbindungen – vor allem flüchtige Schwefelverbindungen (VSCs) wie Methylmercaptan und Schwefelwasserstoff. Diese werden von bestimmten anaeroben Bakterien produziert, die besonders gerne dort leben, wo es warm, feucht und sauerstoffarm ist: in Zahnfleischtaschen, auf der Zungenwurzel oder in alten Füllungsrändern.

Der Speichel als stiller Retter

11

Speichel ist unser natürlicher Mundreiniger. Wenn er fließt, werden Bakterien weggespült, Säuren neutralisiert und Schwefelverbindungen verdünnt. Doch bei Mundtrockenheit – etwa durch Medikamente, Stress oder ständige Mundatmung – steht der Putztrupp still. Das Ergebnis: ein trockenes, warmes Milieu – Partytime für Fäulnisbakterien.

Die Zunge – oft der Übeltäter

Die Zungenoberfläche ist ein Biotop. In den Furchen und Papillen sammeln sich abgestorbene Zellen, Essensreste und Bakterien – perfekt für die Bildung von Schwefelgasen. Schon eine leichte Zungenreinigung kann den Geruch deutlich reduzieren.

Was sonst noch Mundgeruch macht: Parodontitis (entzündetes Zahnfleisch produziert VSCs), Karies und undichte Füllungen (kleine Bakterienreservoirs), Prothesen und Schienen (selten gereinigt führen zu bakteriellem Biofilm), Crash-Diäten (Fettabbau produziert Ketone), Koffein und Alkohol (trocknen die Schleimhäute aus), alkoholhaltige Mundspüllösungen (stören das Mikrobiom langfristig).

Wenn die Ursache nicht im Mund liegt: Nur in etwa 10 % der Fälle liegt das Problem woanders – Magen-Darm-Erkrankungen, chronische Nasennebenhöhlenentzündungen, Diabetes oder Leber-/Nierenprobleme.

Was wirklich hilft: Zungenreinigung (sanft, regelmäßig, morgens), Speichelfluss aktivieren (Wasser, xylitbasierte Kaugummis, Nasenatmung), Zähne und Zahnzwischenräume gründlich reinigen, zuckerarme Ernährung, Probiotika für den Mund.

- **Kernaussage**: Mundgeruch ist kein Zeichen mangelnder Hygiene – sondern ein Hilferuf des Mikrobioms. Es sagt nicht: „Putze mehr“, sondern: „Bring mich wieder ins Gleichgewicht!“

Mundgeruch ist kein kosmetisches Problem, sondern ein biologisches Signal. Er verrät, dass im Mikroklima des Mundes etwas nicht stimmt – meist Speichel, pH oder Bakterienbalance.

Mundgeruch ist eines der letzten medizinischen Tabuthemen. Patienten sprechen ungern darüber, und die soziale Umgebung schweigt aus Höflichkeit. Das Ergebnis: Viele Betroffene wissen jahrelang nicht, dass sie ein Problem haben. Die gute Nachricht: In den allermeisten Fällen liegt die Ursache im Mund – und ist behandelbar. Zungenreinigung, professionelle Zahnreinigung, Behandlung von Zahnfleischtaschen und ausreichend Speichelfluss beseitigen das Problem bei über 80 % der Betroffenen.

In seltenen Fällen hat Mundgeruch keine orale Ursache: Tonsillensteine (Tonsillolithe), gastroösophagealer Reflux, Diabetes (Acetongeruch), Lebererkrankungen oder bestimmte Medikamente können ebenfalls beteiligt sein. Wenn nach gründlicher oraler Sanierung und Zungenreinigung der Geruch persistiert, ist eine interdisziplinäre Abklärung sinnvoll.

Was mich in der Praxis immer wieder überrascht: Wie groß die Erleichterung ist, wenn Patienten endlich über das Thema sprechen können. Ein Patient sagte mir einmal: „Ich habe seit Jahren nicht mehr jemandem ins Gesicht gelacht." Nach der Behandlung seiner parodontalen Taschen und einer konsequenten Zungenreinigung war der Geruch verschwunden – und mit ihm eine unsichtbare Mauer zwischen ihm und der Welt.

Probiotika gegen Mundgeruch sind ein vielversprechender Ansatz: Bestimmte Lactobacillus-Stämme können die VSC-produzierenden Bakterien verdrängen und das Gleichgewicht im Mundmikrobiom wiederherstellen. Erste Metaanalysen zeigen positive Effekte, aber die optimale Dosierung, Dauer und Stamm-Kombination ist noch nicht abschließend geklärt. Ich empfehle Probiotika bei Patienten, die trotz guter Hygiene und behandelter Zahnfleischtaschen weiterhin unter Mundgeruch leiden – als Ergänzung, nicht als Ersatz.

Ein diagnostischer Tipp: Der Zungentest. Lecken Sie über Ihr Handgelenk, lassen Sie es trocknen und riechen Sie daran. Was Sie riechen, ist eine Annäherung an das, was andere riechen, wenn Sie sprechen. Kein perfekter Test, aber ein erster Hinweis. Und wenn Sie unsicher sind: Fragen Sie jemanden, dem Sie vertrauen. Oder fragen Sie Ihren Zahnarzt – wir sind das gewohnt und können das Thema professionell und ohne Peinlichkeit besprechen.

Mundgeruch mag trivial klingen – aber für Betroffene ist er alles andere als trivial. Er beeinflusst Beziehungen, berufliches Auftreten, Selbstwertgefühl und soziale Teilhabe. Und in den meisten Fällen ist er vollständig behandelbar. Das Wichtigste ist der erste Schritt: darüber sprechen. Ob mit dem Partner, dem Freund oder dem Zahnarzt – das Schweigen zu brechen ist die halbe Heilung.

Literatur

Huang N, Li J, Qiao X et al (2022) Efficacy of probiotics in the management of halitosis: a systematic review and meta-analysis. BMJ Open 12(12):e060753

Passadakis G, Neophytou C, Davidopoulou S, Papadimitriou K (2025) Effectiveness of probiotics in managing oral halitosis: a systematic review of randomized controlled trials. J Int Soc Prev Community Dent 15(4):301–312

Tungare S, Paranjpe AG (2023) Halitosis. In: StatPearls. StatPearls Publishing, Treasure Island

Kiefergelenk und Körperstatik

Inhaltsverzeichnis

C. Alamouti, *Zahngesundheit als Schlüssel zur Langlebigkeit*,
https://doi.org/10.1007/978-3-662-73692-0_12

Warum Ihr Biss mehr mit Rücken, Nacken und sogar Füßen zu tun hat, als Sie denken. Der erste bewegliche Abschnitt Ihrer Wirbelsäule. Wenn Sie vor dem Spiegel den Mund öffnen, sehen Sie Zähne, Zunge, vielleicht die Rachenhinterwand. Was Sie nicht sehen: Ihr Kiefergelenk ist direkt mit Ihrer Wirbelsäule verbunden – anatomisch und funktionell. Es ist das erste „Gelenk" in dieser Achse, und jede kleine Fehlstellung kann sich wie eine Welle durch den ganzen Körper fortsetzen.

Wie sich Zähne und Körper gegenseitig beeinflussen. Von oben nach unten: Ein falscher Biss kann den Kiefer leicht verschieben → Nackenmuskeln spannen sich an → Schultern ziehen hoch → die gesamte Körperstatik verändert sich.

Von unten nach oben: Eine Fußfehlstellung oder ein Beckenschiefstand kann die Haltung so beeinflussen, dass sich auch die Bisslage anpasst – oft unbemerkt, manchmal mit Knirschen als Nebeneffekt.

Das ist wie bei einem Haus: Wenn das Fundament schief ist, bekommt irgendwann auch das Dach Risse.

12

AUS DER PRAXIS Fallbeispiel – Der Biss als Schlüssel zur Beschwerdefreiheit Frau S., 42 Jahre, kam mit anhaltenden Kopfschmerzen, Verspannungen im Nacken und einem „Knacken" im rechten Kiefergelenk. Sie hatte bereits diverse Therapien ausprobiert – von Physiotherapie bis Schmerzmittel –, doch die Symptome kehrten immer wieder zurück. Bei der Funktionsanalyse stellten wir fest, dass ihr Biss nicht optimal war: Die seitlichen Kontakte führten zu einer ungleichmäßigen Belastung der Kiefergelenke. Mit digitaler Bissregistrierung und Kiefergelenksanalyse konnten wir den Fehlkontakt exakt lokalisieren. Wir fertigten eine individuell angepasste orthopädische Schiene an, um die Gelenke zu entlasten, und passten in mehreren Schritten die Kauflächen an. Zusätzlich erhielt Frau S. Übungen zur Kiefer- und Nackenentspannung. Nach wenigen Wochen berichtete sie über deutlich weniger Kopfschmerzen und mehr Beweglichkeit im Nacken. Das Kiefergelenk knackte nicht mehr – und ihre Kaumuskeln fühlten sich „endlich entspannt" an. Merke: Ein harmonischer Biss ist nicht nur für Zähne wichtig – er kann Kopf-, Nacken- und sogar Rückenschmerzen nachhaltig beeinflussen.

Symptome, die man nicht sofort mit Zähnen verbindet. Verspannungen im Nacken. Häufige Kopfschmerzen. Ohrgeräusche oder Druck im Ohr. Schwindelgefühle. Müde Kaumuskeln am Morgen. Viele ahnen nicht, dass diese Beschwerden im Mund ihren Ursprung haben können – oder umgekehrt. Sport, Leistung und der Biss. Für Leistungssportler (und auch für Hobbysportler mit Ehrgeiz) spielt der Biss eine größere Rolle, als man denkt: Eine stabile, funktionell richtige Kieferposition kann Muskelketten entlasten, Atmung verbessern und sogar die Reaktionszeit positiv beeinflussen. Deshalb arbeiten viele Profisportler mit funktionsdiagnostisch geschulten Zahnärzten zusammen – ähnlich wie mit Physios oder Ernährungscoaches.

Schlaf – der stille Partner. Ein gestörter Biss oder eine verengte Atembahn kann den Schlaf massiv beeinträchtigen. Nächtliches Knirschen, Pressen oder Atemaussetzer (Schlafapnoe) belasten nicht nur die Zähne, sondern auch Herz, Kreislauf und Gehirn. Oft ist eine individuell angepasste Schiene ein einfacher, aber wirksamer Weg zu besserem Schlaf und mehr Tagesenergie.

Was moderne Zahnmedizin hier leisten kann. Funktionsanalyse: genaue Vermessung der Kiefergelenkbewegung und Bisslage. Schienentherapie: Entlastung der Gelenke und Muskulatur Interdisziplinäre Zusammenarbeit: Physio, Orthopädie, Sportmedizin, Schlafmedizin. Digitale Diagnostik:

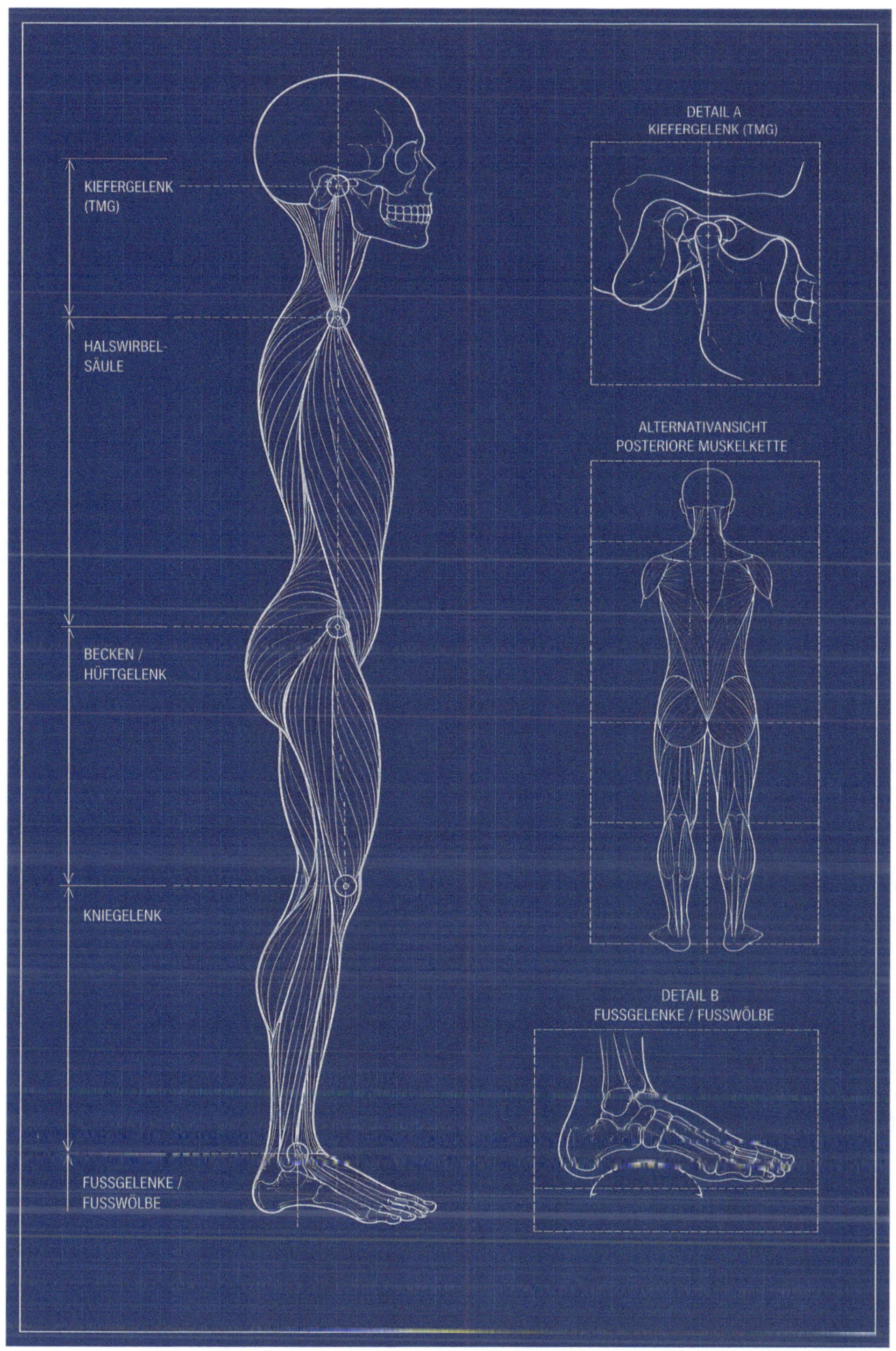

Abb. 12.1 Kiefergelenk und Muskelketten: funktionelle Verbindung vom Kopf bis zum Fuß. Die seitliche Übersicht zeigt, wie das Kiefergelenk über Muskelketten mit Halswirbelsäule, Becken, Kniegelenk und Fußgewölbe verbunden ist

3D-Scans, Kiefergelenk-Tracking, Muskelaktivitätsmessung

Merksatz:

„Ihr Biss ist kein isoliertes Phänomen im Mund – er ist Teil eines großen, hochsensiblen Zusammenspiels. Wer ihn im Blick behält, schützt nicht nur seine Zähne, sondern oft den ganzen Körper."

Wie Sie durch Ernährung, Routine und gezielte Prävention verhindern, dass es überhaupt zu Schäden kommt – und warum Prävention heute so viel mehr ist als „zweimal täglich Zähneputzen".

Schlaf, Stimme und Psyche.

Neuere Studien zeigen, dass die Auswirkungen von Kiefergelenksstörungen weit über den Bewegungsapparat hinausreichen. Kinder mit Mundatmung oder verengten Atemwegen zeigen häufiger Kieferfehlstellungen, Lippeninkompetenz und morgendliche Kopfschmerzen. Erwachsene mit TMD (temporomandibulärer Dysfunktion) berichten nicht nur über Schmerzen, sondern auch über eine veränderte Stimme – sie klingt angestrengter, weniger klar. Schwere Depression erhöht das Risiko für TMD um das Vierfache. Schmerz schlägt aufs Gemüt, und das Gemüt schlägt zurück auf den Schmerz. Ein Teufelskreis, den wir durch funktionelle Therapie, Aufbissschienen, Physiotherapie und psychologische Begleitung durchbrechen können.

12

Ein letzter Gedanke zur Körperstatik: Ich empfehle Patienten mit chronischen Kiefergelenksbeschwerden regelmäßig, auch ihre Füße untersuchen zu lassen. Klingt absurd? Ist es nicht. Fußfehlstellungen verändern die Beinachse, die Beckenstellung, die Wirbelsäulenkrümmung – und am Ende die Kieferposition. Ich habe Patienten erlebt, deren CMD-Symptome sich durch orthopädische Einlagen deutlich verbessert haben. Der Körper ist eine Kette, und der Kiefer ist ein Glied dieser Kette – nicht ihr isoliertes Endstück.

Die interdisziplinäre Zusammenarbeit ist bei CMD-Patienten entscheidend. Ein Zahnarzt allein kann das Problem selten lösen – es braucht oft das Zusammenspiel mit Physiotherapeuten, Orthopäden, HNO-Ärzten und manchmal Psychologen. In meiner Praxis habe ich ein Netzwerk aufgebaut, in dem wir Patienten gemeinsam betreuen. Das erfordert Kommunikation, gemeinsame Befunderhebung und den Verzicht auf Revierkämpfe. Aber es funktioniert – und die Patienten spüren den Unterschied.

Ein faszinierender Aspekt der CMD-Forschung: Das Kiefergelenk hat eine der höchsten Propriozeptorendichten im menschlichen Körper. Es meldet dem Gehirn permanent die Position des Unterkiefers – und beeinflusst damit Gleichgewicht, Kopfhaltung und Raumwahrnehmung. Studien zeigen, dass Patienten mit Kiefergelenksproblemen häufiger unter Schwindel und Gleichgewichtsstörungen leiden. Die Behandlung der CMD verbessert in diesen Fällen nicht nur die Kieferfunktion, sondern auch die posturale Stabilität.

Literatur

Da-Cas, C.D., Bhatt, A.G., Tiwari, B.S. *et al.*, 2024. Risk factors for temporomandibular disorders: a systematic review. *Journal of Oral Rehabilitation*, 51(3), pp. 448–468.

Warzocha, J., Kawala, B., Underkofler, L. *et al.*, 2024. Etiologic factors of temporomandibular disorders. *Dental and Medical Problems*, 61(2), pp. 283–291.

Festila, D., Ghergie, M., Tatar, R. *et al.*, 2025. Oral breathing effects on malocclusions and mandibular posture. *Orthodontics & Craniofacial Research*, 28(1), pp. 15–24.

Schlaf, Atmung und Bissbalance

Inhaltsverzeichnis

C. Alamouti, *Zahngesundheit als Schlüssel zur Langlebigkeit*,
https://doi.org/10.1007/978-3-662-73692-0_13

Ein gestörter Biss oder eine verengte Atembahn kann den Schlaf massiv beeinträchtigen. Nächtliches Knirschen, Pressen oder Atemaussetzer (Schlafapnoe) belasten nicht nur die Zähne, sondern auch Herz, Kreislauf und Gehirn. Kinder mit Mundatmung oder verengten Atemwegen zeigen häufiger Kieferfehlstellungen und morgendliche Kopfschmerzen. Erwachsene mit TMD berichten über Schlafstörungen und veränderte Stimme. Schwere Depression erhöht das Risiko für TMD um das Vierfache. Individuell angepasste Kombinationsschienen, die den Unterkiefer leicht nach vorne verlagern, können die Atemwege öffnen und gleichzeitig das Knirschen verhindern. Die interdisziplinäre Zusammenarbeit mit Schlafmedizinern ist hier entscheidend.

Ein gestörter Biss oder eine verengte Atembahn kann den Schlaf massiv beeinträchtigen. Nächtliches Knirschen, Pressen oder Atemaussetzer belasten nicht nur die Zähne, sondern auch Herz, Kreislauf und Gehirn. Kinder mit Mundatmung oder verengten Atemwegen zeigen häufiger Kieferfehlstellungen und morgendliche Kopfschmerzen. Erwachsene mit TMD berichten über Schlafstörungen, veränderte Stimme und erhöhte Schmerzempfindlichkeit.

13

Neuere Studien zeigen einen bemerkenswerten Zusammenhang: Schwere Depression erhöht das Risiko für temporomandibuläre Dysfunktionen um das Vierfache. Schmerz schlägt aufs Gemüt, und das Gemüt schlägt zurück auf den Schmerz. Ein Teufelskreis, den wir durch funktionelle Therapie, Aufbissschienen, Physiotherapie und bei Bedarf psychologische Begleitung durchbrechen können.

Individuell angepasste Kombinationsschienen, die den Unterkiefer leicht nach vorne verlagern, können die Atemwege öffnen und gleichzeitig das Knirschen verhindern. Die interdisziplinäre Zusammenarbeit mit Schlafmedizinern ist hier entscheidend. Oft beginnt die Lösung nicht beim Zahnarzt allein – sondern im Gespräch zwischen den Disziplinen.

▪▪ Fallbeispiel

Herr B., 51, klagte über morgendliche Kieferschmerzen, Spannungskopfschmerzen und ständige Tagesmüdigkeit. Seine Ehefrau berichtete von nächtlichem Zähneknirschen und lautem Schnarchen. Ein Schlafscreening bestätigte nächtliche Atemaussetzer. Wir fertigten eine individuell angepasste Kombinationsschiene an. Bereits nach wenigen Wochen berichtete er, dass er morgens erholter aufwachte und tagsüber deutlich leistungsfähiger war.

Kernaussage: Ein gesundes Kiefergelenk sorgt nicht nur für Schmerzfreiheit, sondern für besseren Schlaf, mehr Stimme – und bessere Stimmung.

Schlaf und Zahnmedizin sind enger verknüpft, als die meisten denken. Wer nachts durch den Mund atmet, trocknet die Schleimhäute aus, fördert Karies und Zahnfleischentzündungen. Wer knirscht, zerstört Zahnsubstanz und belastet das Kiefergelenk. Und wer an obstruktiver Schlafapnoe leidet, hat ein erhöhtes Risiko für Bluthochdruck, Herzrhythmusstörungen und Tagesmüdigkeit. Der Zahnarzt kann hier eine Schlüsselrolle spielen – als erster, der die Zeichen erkennt, und als Partner in der interdisziplinären Therapie.

Obstruktive Schlafapnoe betrifft schätzungsweise 10 bis 15 % der Bevölkerung, die meisten ohne Diagnose. Typische Zeichen, die der Zahnarzt erkennen kann: abgeschliffene Kauflächen (Bruxismus), vergrößerte Gaumentonsillen, ein schmaler Oberkiefer, ein retrudierer Unterkiefer und Abdrücke der Zähne an den Zungenrändern. All das sind keine sicheren Diagnosen, aber Hinweise, die ein Schlafscreening rechtfertigen. Die Therapie reicht von Unterkieferprotrusionsschienen über kieferorthopädische Maßnahmen bis hin zur CPAP-Therapie in schweren Fällen.

Die Stimme ist ein Aspekt, den viele nicht mit dem Kiefergelenk verbinden. Aber Sänger, Lehrer und Redner wissen: Wenn der Kiefer verspannt ist, leidet die Stimmqualität. Die Kiefermuskulatur ist direkt mit der Halsmuskulatur verbunden, und chronische Verspannungen im Kieferbereich können die Kehlkopfmechanik beeinflussen. Ich hatte eine Sängerin als Patientin, deren Stimmprobleme verschwanden, nachdem wir ihre CMD-Therapie begonnen hatten. Kein Einzelfall – aber ein schönes Beispiel dafür, wie vernetzt unser Körper ist.

Noch ein Zusammenhang, der unterschätzt wird: Kinder mit chronischer Mundatmung entwickeln häufiger Aufmerksamkeitsstörungen, schlechteren Schlaf und verzögerte Kieferentwicklung. Früh erkannte Mundatmung kann durch einfache Maßnahmen wie Adenotomie, myofunktionelle Therapie oder kieferorthopädische Gaumennahterweiterung korrigiert werden – mit positiven Effekten nicht nur auf die Zähne, sondern auf die gesamte Entwicklung des Kindes.

Literatur

Hoff, E.A., de Almeida, M., Mello, R.A., Silva, D.S. *et al.*, 2024. Depression and the risk of developing temporomandibular disorders: systematic review and meta-analysis. *Journal of Oral Rehabilitation*, 51(8), pp. 1015–1027.

Maniaci, A., Iannella, G., Magliulo, G. *et al.*, 2024. Oral health implications of obstructive sleep apnea: a review. *Sleep Medicine Reviews*, 73, 101880.

Orradre-Burusco, I., Balda-Ariso, A., Aquerreta-Larraya, T. *et al.*, 2024. Sleep bruxism and sleep respiratory disorders in children: a systematic review. *Sleep Medicine Reviews*, 78, 101985.

Performance und Biss – Sport, Atmung, Leistung

Inhaltsverzeichnis

C. Alamouti, *Zahngesundheit als Schlüssel zur Langlebigkeit*,
https://doi.org/10.1007/978-3-662-73692-0_14

Wenn Cristiano Ronaldo aufs Tor schießt, denkt niemand an seinen Biss. Wenn eine Leistungsschwimmerin ihren Startsprung macht, fragt niemand nach ihrem Kiefergelenk. Und wenn ein Triathlet nach 180 Kilometern Radfahren absteigt und laufen muss, interessiert sich kein Mensch für seine Zahnstellung.

Aber vielleicht sollte man das.

Der Kiefer als Leistungsschalter

Die Kiefermuskulatur ist eine der stärksten Muskelgruppen im Körper. Sie ist über Faszien und Muskelketten mit Nacken, Schulter, Rumpf und sogar den Beinen verbunden. Ein Fehlbiss – also ein Biss, der nicht gleichmäßig belastet – kann diese Ketten stören. Der Effekt: asymmetrische Muskelspannung, veränderte Kopfhaltung, kompensatorische Muster bis in die Füße.

Klingt übertrieben? Fragen Sie mal einen Physiotherapeuten, der mit Leistungssportlern arbeitet. Die wissen das längst.

Nasenatmung und VO2max

James Nestor hat mit „Breath“ die Nasenatmung populär gemacht. In der Zahnmedizin sehen wir die Konsequenzen der Mundatmung täglich: trockene Schleimhäute, verschobene Kieferentwicklung, gestörtes Mikrobiom.

Aber es geht auch um Leistung: Nasenatmung erhöht die CO_2-Toleranz, verbessert die Sauerstoffaufnahme im Blut und kann die Ausdauerleistung steigern. Sportler, die konsequent durch die Nase atmen, berichten über stabilere Herzfrequenzen und bessere Regeneration.

Und der Kiefer? Er spielt eine Schlüsselrolle. Wenn der Oberkiefer zu schmal ist, verengen sich die Nasenwege. Die Folge: Man atmet durch den Mund – und verliert den Vorteil der Nase.

Sportmundschutz: mehr als Zahnschutz

Die klassische Funktion eines Mundschutzes ist klar: Zähne vor Schlägen schützen. Aber neuere Ansätze gehen weiter. Individuell angepasste Schienen können die Kieferposition optimieren und damit die neuromuskuläre Balance verbessern.

Die Evidenz ist noch früh, aber die Berichte aus der Praxis sind beeindruckend. Kampfsportler, die mit angepassten Schienen trainieren, berichten über stabilere Halswirbelsäule und weniger Kopfschmerzen. Golfer über gleichmäßigere Schwünge. Ausdauersportler über entspanntere Kiefermuskulatur bei hoher Belastung.

Ein Fall, der mich überrascht hat

Herr T., 28, ambitionierter Rennradfahrer, kam wegen Nackenschmerzen nach langen Ausfahrten. Sein Orthopäde hatte alles geprüft. Sein Physiotherapeut hatte alles mobilisiert. Nichts half dauerhaft.

Bei der Funktionsanalyse fanden wir einen massiven Frühkontakt auf der rechten Seite – sein Biss war asymmetrisch. Die Kaumuskulatur links musste permanent kompensieren. Diese Spannung übertrug sich auf den Nacken – und nach drei Stunden in Aeroposition war die Verspannung unerträglich.

Wir korrigierten den Biss. Sanft, minimalinvasiv. Vier Wochen später fuhr er seine beste Saisonzeit – und die Nackenschmerzen waren Geschichte.

Was das für Sie bedeutet

Sie müssen kein Profisportler sein. Aber wenn Sie regelmäßig Sport treiben, sollten Sie Ihren Biss kennen. Und wenn Sie regelmäßig Nackenverspannungen, Kopfschmerzen oder Kieferschmerzen nach dem

Training haben, ist ein Funktionscheck beim Zahnarzt keine esoterische Idee – sondern ein logischer Schritt.

- **Kernaussage:** Ihr Biss ist kein zahnmedizinisches Detail – er ist ein Leistungsparameter. Wer ihn optimiert, gewinnt nicht nur an Komfort, sondern möglicherweise auch an Kraft, Ausdauer und Regeneration.

Auch im Breitensport ist der Mund relevanter als gedacht. Wer beim Laufen oder Radfahren durch den Mund atmet, verliert nicht nur Speichelfluss und pH-Stabilität – er erhöht auch die Infektanfälligkeit, weil die Nasenfilterfunktion umgangen wird. Wer regelmäßig Sport treibt und währenddessen zuckerhaltige Sportgetränke oder Gels konsumiert, setzt seine Zähne einem dauerhaften Säure-Zucker-Angriff aus – besonders problematisch, weil der Speichelfluss unter Belastung ohnehin reduziert ist.

Ein Thema, das in der Sportmedizin Aufmerksamkeit verdient: Die Mundgesundheit von Leistungssportlern ist oft erschreckend schlecht – paradoxerweise gerade weil sie so gesundheitsbewusst leben. Häufige Kohlenhydrat-Gels, isotonische Getränke, Training mit offenem Mund, Mundatmung unter Belastung und die Immunsuppression nach intensiven Trainingseinheiten bilden ein perfektes Risikoprofil für Karies und Erosion. Studien an olympischen Athleten haben gezeigt, dass bis zu 75 % behandlungsbedürftige Zahnprobleme haben. Dental Longevity für Sportler bedeutet: maßgeschneiderte Prävention, die das Trainingsprotokoll berücksichtigt.

Neuromuskuläre Schienen – ein Konzept, das in der Sportmedizin zunehmend

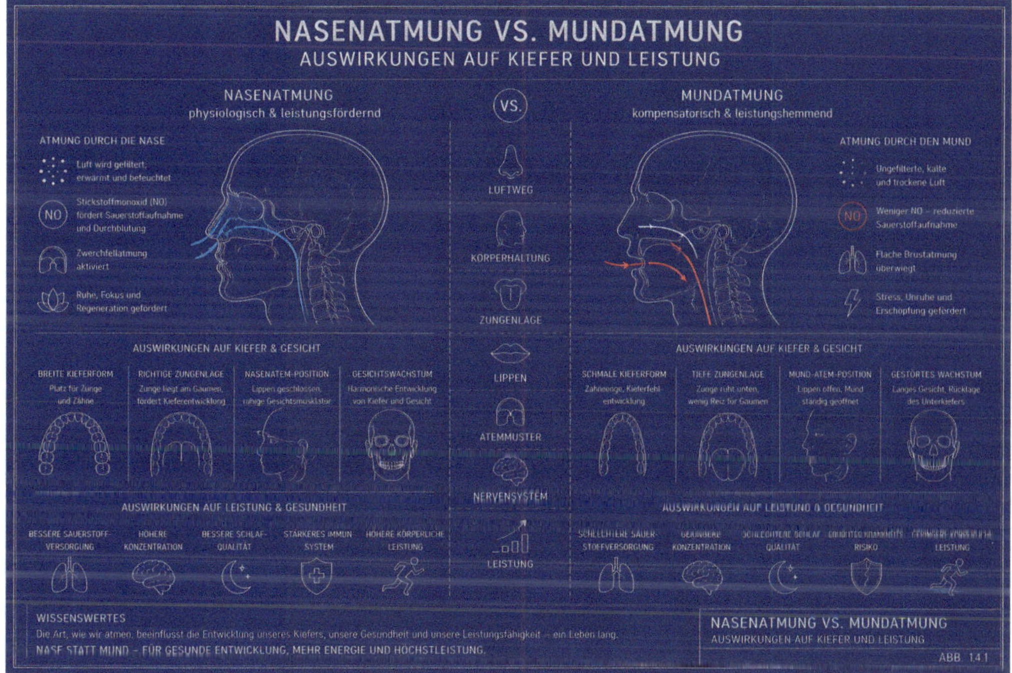

Abb. 14.1 Nasenatmung vs. Mundatmung – Auswirkungen auf Kiefer und Leistung. Nasenatmung filtert und befeuchtet die Luft, aktiviert die Zwerchfellatmung und fördert eine harmonische Gesichtsentwicklung; Mundatmung begünstigt schmale Kiefer, tiefe Zungenlage und reduzierte Leistungsfähigkeit

Aufmerksamkeit erhält. Die Idee: Eine individuell angepasste Schiene optimiert die Kieferposition so, dass die neuromuskuläre Balance im gesamten Körper verbessert wird. Die Studienlage ist noch heterogen, aber Berichte aus der Praxis – von Profi-Golfern über Rennradfahrer bis zu Kraftsportlern – deuten auf spürbare Effekte bei Kraft, Gleichgewicht und Regeneration hin. Mein Standpunkt: Das Feld verdient mehr Forschung und weniger Marketing.

Abschließend: Wenn ich einen einzigen Ratschlag für sportlich aktive Menschen geben müsste, wäre es dieser: Atmen Sie beim Sport so weit wie möglich durch die Nase. Es verbessert die CO_2-Toleranz, stabilisiert die Herzfrequenz, schützt die Mundschleimhaut und fördert die Stickstoffmonoxid-Produktion. Ja, es fühlt sich anfangs unangenehm an. Ja, die Leistung sinkt kurzfristig. Aber langfristig profitieren Zähne, Immunsystem und Ausdauer gleichermaßen.

Was mich als Zahnarzt, der selbst Sport treibt, immer wieder überrascht: Die Sportmedizin denkt an alles – Ernährung, Schlaf, Regeneration, mentale Stärke – aber vergisst den Mund. Dabei beginnt die Nahrungsaufnahme im Mund, die Atmung wird vom Kiefer beeinflusst, und Stress äußert sich oft als Erstes im Knirschen. Es wird Zeit, dass der Mund in der Sportmedizin den Platz bekommt, der ihm zusteht – nicht als Nebensache, sondern als Leistungsfaktor.

Literatur

Knapik JJ, Hoedebecke BL, Rogers GG et al (2019) Effectiveness of mouthguards for the prevention of orofacial injuries: a systematic review and meta-analysis. Sports Med 49(8):1217–1232

Lekaviciute R, Szetto C, Itskovits A et al (2024) Effect of clear aligner treatment on masticatory muscle activity: systematic review and meta-analysis. J Orofac Orthop 85(4):245–258

14

Prävention und Pflege

Inhaltsverzeichnis

Kariesprävention

Inhaltsverzeichnis

C. Alamouti, *Zahngesundheit als Schlüssel zur Langlebigkeit*,
https://doi.org/10.1007/978-3-662-73692-0_15

Warum Karies heute kein Schicksal mehr ist – und wie Sie den Vorsprung behalten Karies – ein alter Gegner in neuem Licht. Früher galt Karies fast als Naturgesetz: Irgendwann erwischt es jeden. Heute wissen wir: Karies ist keine Alterserscheinung, sondern eine vermeidbare Infektions- und Stoffwechselkrankheit. Mit den richtigen Strategien können Sie Ihre Zähne jahrzehntelang frei von Löchern halten – und das ohne ständige Angst vor dem nächsten Zahnarztbohrer.

Das Spiel läuft zwischen Säuren und Mineralien Ihre Zähne sind täglich im „Säure-Balance-Akt". Essen Sie etwas Süßes oder Saures, sinkt der pH-Wert im Mund – Bakterien produzieren Säuren, die Mineralien aus dem Schmelz lösen. Zum Glück kann Ihr Speichel das wieder ausgleichen – wenn er genug Zeit und die richtigen Bausteine (Mineralien) hat. Das Ziel: Mehr Remineralisation als Demineralisation – jeden Tag.

Die vier Säulen moderner Kariesprävention 1.

Die wichtigsten Bausteine der Kariesprävention

Moderne Kariesprävention ruht auf wenigen, gut untersuchten Bausteinen. Sie wirken einzeln, aber in Kombination am stärksten.

- **Fluorid – der Bodyguard im Schmelz.** Fluorid stärkt die Kristallstruktur des Zahnschmelzes und macht ihn widerstandsfähiger gegen Säureangriffe. Heute ist es in Zahnpasten Standard – mit 1450 ppm für Erwachsene und 1000 ppm

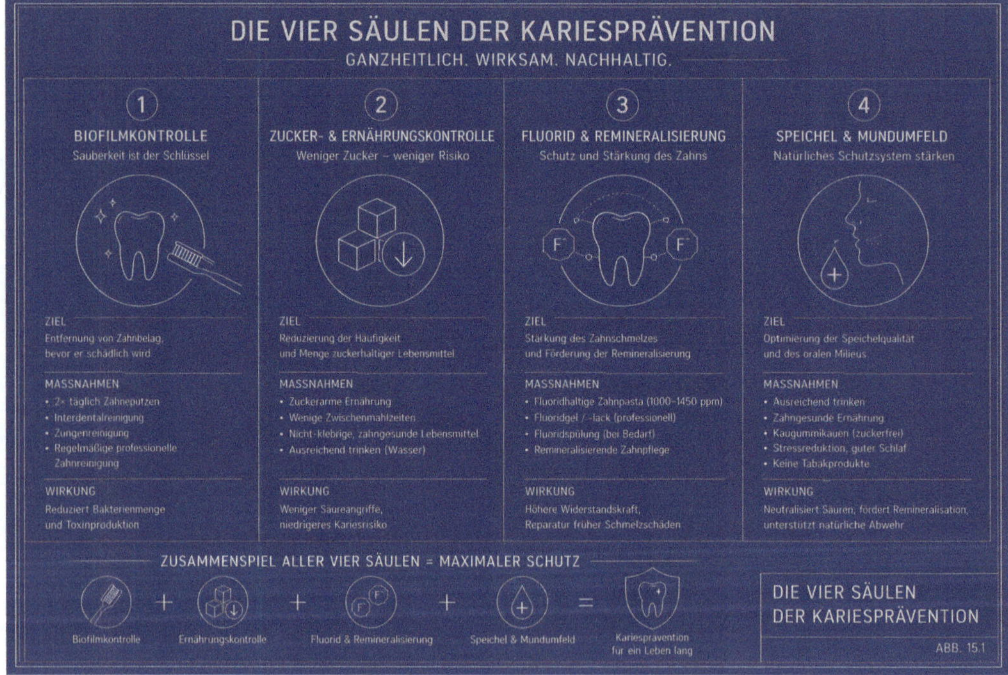

Abb. 15.1 Die vier Säulen der Kariesprävention: Biofilmkontrolle, Zucker- und Ernährungskontrolle, Fluorid und Remineralisierung sowie Speichel und Mundumfeld. Nur das Zusammenspiel aller vier Säulen ergibt einen nachhaltigen Schutz

15

für Kinder. Bei erhöhtem Kariesrisiko kommen zusätzlich Gele oder Lacke vom Zahnarzt zum Einsatz.

- **Zuckerpausen – Timing ist alles.** Nicht die Zuckermenge ist der Hauptfeind, sondern die Häufigkeit. Dauer-Naschen oder das „Sippen" von Softdrinks hält den pH-Wert dauerhaft im Säurebereich – Kariesbakterien lieben das. Wer Süßes in wenige, klar begrenzte Mahlzeiten packt, gibt dem Speichel zwischendurch Zeit zur Remineralisation.
- **Biofilm-Management – Plaque stören.** Tägliches Zähneputzen (2×/Tag) und Interdentalreinigung halten den bakteriellen Film in Schach. Auch Kariesbakterien mögen keine ständige Umräumaktion.
- **Früherkennung – Chancen nutzen.** Mit moderner Diagnostik lassen sich kleinste Veränderungen erkennen und stoppen, bevor gebohrt werden muss. Das spart Substanz – und Nerven.

Neue Gamechanger in der Karieskontrolle

In den letzten Jahren haben sich Konzepte und Materialien etabliert, die über klassische Füllungstherapie hinausgehen und den Fokus stärker auf Risikosteuerung und Schmelzerhalt legen.

- **CariesCare 4D-Ansatz.** Ein strukturierter Workflow aus vier Schritten: Risiko bestimmen (z. B. Speicheltest), früh erkennen, minimalinvasiv entscheiden, präventiv handeln. Dieser Ansatz macht Kariesprävention planbar und patientenindividuell.
- **Peptidgesteuerte Regeneration (z. B. Curodont™).** Baut Schmelz von innen nach außen wieder auf, indem biomimetische Peptide die natürliche Kristallisation anregen.
- **Infiltrationstechniken (ICON®).** Stoppen Initialkaries, bevor sie durchbricht – und das ohne Bohrer. Ein niedrigviskoses Kunstharz infiltriert die poröse Schmelzläsion und versiegelt sie.

Alternativen für Fluorid-Skeptiker

Nicht jeder möchte Fluorid nutzen. Für diese Patientinnen und Patienten gibt es inzwischen gut untersuchte Alternativen:

- **Hydroxyapatit.** Nano-Kristalle, die den Schmelz auffüllen und oberflächliche Defekte glätten.
- **CPP-ACP.** Milchprotein-Komplex, der Kalzium und Phosphat an die Zahnoberfläche bringt und die Remineralisation fördert.
- **Xylit.** Zuckerersatz, den Kariesbakterien nicht verstoffwechseln können – reduziert deren Stoffwechselaktivität und damit die Säureproduktion.

Diese Alternativen sind kein 1:1-Ersatz für Fluorid, aber eine wirksame Ergänzung oder Option für sensible Gruppen.

Ihr Alltag, Ihr Vorteil. Kariesprävention ist kein strenges Reglement, sondern eine Gewohnheit. Putzen Sie morgens nach dem Frühstück und abends vor dem Schlafen. Machen Sie eine Sache besser als bisher – z. B. Interdentalbürsten nutzen oder Softdrinks reduzieren.

Gehen Sie regelmäßig zur Kontrolle so bleibt alles klein, was klein angefangen hat.

Merksatz:

Karies ist heute keine unvermeidbare Plage mehr. Wer das Spiel zwischen Säuren und Mineralien kennt – und die richtigen Karten spielt – kann seine Zähne ein Leben lang behalten.

Doch Karies hat einen genauso wichtigen Gegner: Parodontitis – und sie zeigt, warum gesundes Zahnfleisch mindestens so wichtig ist wie gesunde Zähne.

Hydroxyapatit-Zahnpasten haben in den letzten Jahren viel Aufmerksamkeit bekommen – als fluoridfreie Alternative zur Remineralisation. Die Datenlage zeigt positive Effekte, aber sie ist noch nicht gleichrangig mit der Evidenz für Fluorid. Fluorid bleibt der Goldstandard der Kariesprävention. Hydroxyapatit kann als Ergänzung oder als Alternative für Patienten, die kein Fluorid wünschen, eingesetzt werden – aber im Buch sollte die Hierarchie klar bleiben.

Was in der Praxis den größten Unterschied macht: nicht die Zahnpasta, nicht die Zahnbürste – sondern die Regelmäßigkeit und Gründlichkeit der Interdentalreinigung. Karies entsteht zu über 90 % in den Zwischenräumen und den Fissuren – also genau dort, wo die Zahnbürste allein nicht hinkommt. Interdentalbürsten sind dabei effektiver als Zahnseide, weil sie den Biofilm mechanisch besser entfernen. Die richtige Größe ist entscheidend: Die Bürste sollte leichten Widerstand spüren, wenn sie durch den Zwischenraum gleitet – zu dünn reinigt nicht, zu dick verletzt.

Kariesrisiko ist individuell – und genau deshalb braucht Prävention einen individualisierten Ansatz. Ein Patient mit niedrigem Kariesrisiko (gute Speichelqualität, ausgewogene Ernährung, keine Medikamente, stabile Mundflora) braucht andere Maßnahmen als ein Hochrisikopatient (Mundtrockenheit, hoher Zuckerkonsum, Wurzelfreilegung, reduzierte Motorik). Standardisierte Empfehlungen wie „zweimal täglich putzen" sind ein guter Anfang, aber kein Endpunkt. Ihr Zahnarzt sollte Ihr individuelles Risikoprofil kennen und Ihre Prävention daran anpassen.

15

▪▪ Was ich mir für die Zukunft wünsche

Dass Kariesprävention nicht länger als individuelle Bringschuld verstanden wird, sondern als das, was sie ist – eine gesamtgesellschaftliche Aufgabe. Die WHO hat mit ihrer **Global Oral Health Strategy 2024** den richtigen Ton gesetzt. Doch die Umsetzung bleibt hinter den Möglichkeiten zurück: in Schulen, in Pflegeheimen, in sozial benachteiligten Gemeinschaften. Wissen allein verändert nichts – es braucht Strukturen, die Prävention dorthin bringen, wo sie am dringendsten gebraucht wird. Deutschland hat dabei einen echten Schatz, der oft übersehen wird: den **öffentlichen Gesundheitsdienst**. Zahnärztinnen und Zahnärzte, die regelmäßig in Grundschulen gehen, Kinder untersuchen, aufklären und begleiten – das ist gelebte Prävention, lange bevor sie zum Arzttermin wird. Ich sage das nicht nur als Autor dieses Buches, sondern auch als Sohn. Meine Mutter war Jahrzehnte lang Schulzahnärztin in Remscheid. Regelmäßig fuhr sie in alle Grundschulen der Stadt – nicht nur in die gut situierten Viertel, sondern überall hin. Sie untersuchte Kinder, deren Eltern nie einen Zahnarzt aufgesucht hätten – aus Angst, aus Unwissenheit, aus Scham oder schlicht aus Geldmangel. Sie erklärte, zeigte, motivierte. Und sie hatte eine Gabe, die keine Ausbildung lehren kann: Sie machte Kindern keine Angst. Sie gab ihnen das Gefühl, dass ihr Mund – ihr Lachen – etwas wert ist, das es zu schützen lohnt.

Auch wenn ich Remscheid längst verlassen habe, erreichen mich die Erinnerungen noch heute. Wenn ich zurückkomme, sprechen mich Menschen an – auf der Straße, beim Einkaufen, bei Veranstaltungen. *„Ihre Mutter hat mich damals untersucht"* – und dann kommt fast immer ein Lächeln. Kein Schrecken, keine Erinnerung an Bohrer und Schmerz. Sondern an jemanden, der sich gekümmert hat.

Das ist das stille Fundament, auf dem echte Prävention steht. Nicht die große Kampagne, nicht das Hochglanzplakat im Wartezimmer. Sondern die Frau mit dem Koffer, die einmal im Quartal wiederkommt – und die Kinder beim Namen kennt. Wenn ich über die Zukunft der Zahnmedizin nachdenke, denke ich an sie.

Kariesprävention ist im Grunde einfach. Nicht leicht – aber einfach. Fluorid (oder Hydroxyapatit), Interdentalreinigung, weniger Zucker, regelmäßige Kontrolle. Vier Säulen, keine davon teuer, keine davon kompliziert. Die Herausforderung liegt nicht im Wissen, sondern in der Umsetzung. Und genau deshalb ist Dental Longevity mehr als eine medizinische Strategie – es ist eine Verhaltensphilosophie.

Literatur

Iheozor-Ejiofor Z, Worthington HV, Walsh T et al (2024) Water fluoridation for the prevention of dental caries. Cochrane Database Syst Rev 2024(3):CD010856

Pawinska M, Okoniewska K, Kiziewicz B et al (2024) Clinical evidence of caries prevention by hydroxyapatite: a systematic review. Dent Mater J 43(1):1–12

Walsh T, Worthington HV, Glenny AM et al (2019) Fluoride toothpastes of different concentrations for preventing dental caries. Cochrane Database Syst Rev 2019(3):CD007868

Endodontie und versteckte Herde

Inhaltsverzeichnis

C. Alamouti, *Zahngesundheit als Schlüssel zur Langlebigkeit*,
https://doi.org/10.1007/978-3-662-73692-0_16

Wie moderne Technik Zähne rettet – und warum viele alte Behandlungen ein Risiko bleiben Warum Zahnerhalt oft die beste Wahl ist. Ein eigener Zahn ist in vielen Fällen belastbarer und biologisch wertvoller als jedes Implantat. Mit moderner Endodontie lassen sich heute Zähne retten, die früher als „hoffnungslos“ galten. Aber: Nicht jede Wurzelbehandlung ist automatisch erfolgreich – und genau hier liegt eine der größten Herausforderungen in der Zahnmedizin. Das Problem: Verborgene Herde. Viele ältere Wurzelbehandlungen scheitern langfristig. Studien und Praxiserfahrung zeigen: Rund 50 % der behandelten Zähne benötigen später eine Revision. Oft bleiben unentdeckte, schmerzlose Entzündungsherde im Zahn oder Kiefer zurück. Diese Herde belasten das Immunsystem dauerhaft – und können den Verlauf anderer Erkrankungen oder Operationen negativ beeinflussen. Nicht selten werden wir von Internisten oder Chirurgen gebeten, vor chirurgischen Eingriffen wie Herz-OPs oder Gelenkersatz solche Herde zu finden und zu sanieren. Bleiben sie bestehen, kann das den Erfolg der Operation gefährden.

Infokästchen – Warum Zahnherde vor Operationen entfernt werden sollten. Was ist ein Zahnherd? Ein chronischer Entzündungsbereich im Zahn, Zahnfleisch oder Kieferknochen, oft ohne Schmerzen. Typische Ursachen: unvollständige Wurzelfüllungen, alte Entzündungen, abgestorbene Zahnreste. Warum ist das problematisch?

Entzündungsstoffe gelangen dauerhaft in den Blutkreislauf. Das Immunsystem ist ständig belastet. Das Risiko für Wundheilungsstörungen nach Operationen steigt.

Besonders kritisch vor:

Herzoperationen (z. B. Herzklappenersatz), Gelenkoperationen (z. B. künstliche Hüfte oder Knie), große Tumoroperationen Eingriffe bei geschwächtem Immunsystem.

Fazit: Vor wichtigen chirurgischen Eingriffen sollten mögliche Zahnherde konsequent gefunden und behandelt werden – am besten mit moderner 3D-Diagnostik und mikroskopischer Aufbereitung.

Wann eine Revision nötig ist. Schmerzen oder Schwellungen nach Wurzelbehandlung, Auffälligkeiten im Röntgen- oder 3D-DVT-Bild, wiederkehrende Entzündungen im gleichen Bereich, vor geplanten Operationen, wenn unklare Befunde im Kiefer vorliegen. AUS DER PRAXIS Fallbeispiel – Unsichtbare Ursache, gezielte Rettung Herr L., 56 Jahre, suchte unsere Praxis wegen wiederkehrender Schwellungen im Unterkiefer auf. Erst ein 3D-DVT zeigte die Ursache: eine unvollständige Wurzelfüllung mit chronischer Knochenentzündung. Unter dem Operationsmikroskop entfernten wir das alte Füllmaterial mit feinen Titaninstrumenten, reinigten die Kanäle gründlich und verschlossen sie bakteriendicht mit Biozement. Ein Jahr später war die Zyste vollständig ausgeheilt – das geplante Implantat wurde überflüssig, der Zahn konnte erhalten werden.

Moderne Endodontie – der Unterschied Während klassische Wurzelbehandlungen oft auf 2D-Röntgen und Handinstrumente beschränkt waren, setzen wir heute auf:

3D-DVT für millimetergenaue Diagnose und Auffinden versteckter Kanäle oder Entzündungen Operationsmikroskop für maximale Sicht und Präzision. Feine Titaninstrumente für schonendes, vollständiges

Entfernen alter Füllmaterialien. Optimierte Spülprotokolle für verlässliche Keimreduktion. Biozement für einen dichten, bioaktiven Verschluss der Kanäle. Merke: Nicht jeder Zahnarzt, der Wurzelbehandlungen macht, hat die spezielle Ausbildung zur Behandlung mit dem Operationsmikroskop - also im Zweifelsfall einfach nachfragen oder einen Spezialisten suchen.

Merksatz:

„Eine gründliche, moderne Wurzelbehandlung schützt nicht nur den Zahn – sie kann das Immunsystem entlasten und den Erfolg anderer medizinischer Therapien sichern."

Ein Zahn, den wir erhalten können, ist immer besser als ein Implantat – auch wenn das Implantat noch so gut ist. Denn jeder natürliche Zahn hat etwas, was kein Implantat hat: ein Desmodont, ein Parodontalligament, das Druck abfedert, Signale an das Gehirn sendet und den Knochen stimuliert.

Moderne Endodontie nutzt Operationsmikroskope mit 25-facher Vergrößerung, Ultraschallaktivierung für die Spülung und biokeramische Versiegelungsmaterialien, die den Kanal hermetisch abschließen. Die Erfolgsraten liegen heute bei über 90 % – vorausgesetzt, die Behandlung wird konsequent und unter modernen Standards durchgeführt.

Ein Fallbeispiel: Herr J., 45, kam mit starken Schmerzen am unteren rechten Backenzahn. Auf dem konventionellen Röntgenbild sah alles unauffällig aus. Erst die DVT-Aufnahme offenbarte eine Entzündung an der Wurzelspitze, die sich in den Kieferknochen ausgebreitet hatte. Die Wurzelbehandlung unter dem Mikroskop dauerte zwei Sitzungen, aber der Zahn konnte erhalten werden – und steht heute, vier Jahre später, stabil und beschwerdefrei.

Die zentrale Frage bei jeder endodontischen Entscheidung ist: Lohnt sich der Erhalt? Nicht immer. Wenn die Wurzel frakturiert ist, der Knochen massiv abgebaut oder der Zahn funktionell nicht mehr tragfähig ist, kann eine Extraktion mit Implantat die bessere Lösung sein. Aber die Entscheidung muss individuell und gut begründet sein – nicht pauschal.

Was mich als Zahnarzt antreibt, wenn ich vor der Entscheidung stehe, ob ein Zahn erhalten oder extrahiert werden soll: Jeder natürliche Zahn, der bleibt, ist ein Gewinn für das gesamte System. Er stimuliert den Knochen, federt Kaukräfte ab, liefert sensorisches Feedback an das Gehirn und erhält die natürliche Zahnreihe. Ein Implantat kann vieles ersetzen – aber nicht alles. Zahnerhalt hat Priorität.

Ich verwende schon lange biokeramische Sealer – die neueste Generation von Wurzelkanalfüllmaterialien. Sie setzen während der Aushärtung Kalzium- und Hydroxidionen frei, die antibakteriell wirken und die Mineralisation des umgebenden Gewebes fördern. Sie sind biokompatibel, dimensionsstabil und schaffen eine hermetische Abdichtung. In Kombination mit thermoplastischer Obturation erreichen wir heute Verschlussraten, die vor zwanzig Jahren undenkbar waren.

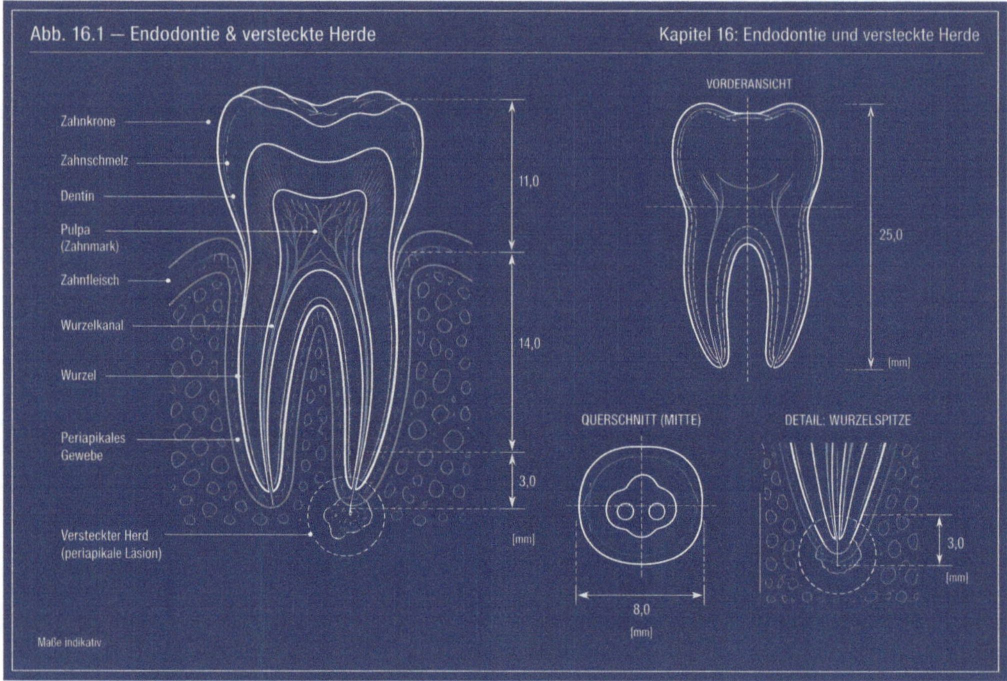

Abb. 16.1 Endodontie und versteckte Herde: anatomischer Querschnitt eines Zahns mit Zahnkrone, Schmelz, Dentin, Pulpa, Wurzelkanal und periapikaler Läsion („versteckter Herd"), ergänzt durch Querschnitt und Detaildarstellung der Wurzelspitze

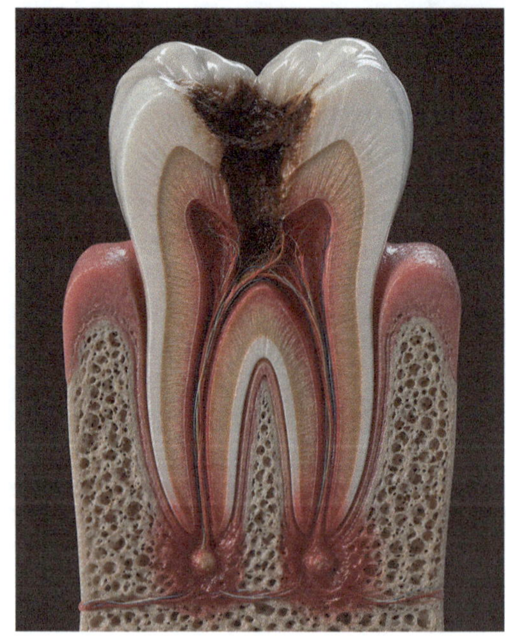

Abb. 16.2 Zahn mit tiefer kariöser Läsion und apikaler Entzündung – photorealistische Darstellung. Die kariöse Zerstörung reicht bis in die Pulpa; an beiden Wurzelspitzen sind deutliche periapikale Läsionen („versteckte Herde") als Folge der chronisch-entzündlichen Reaktion sichtbar

16

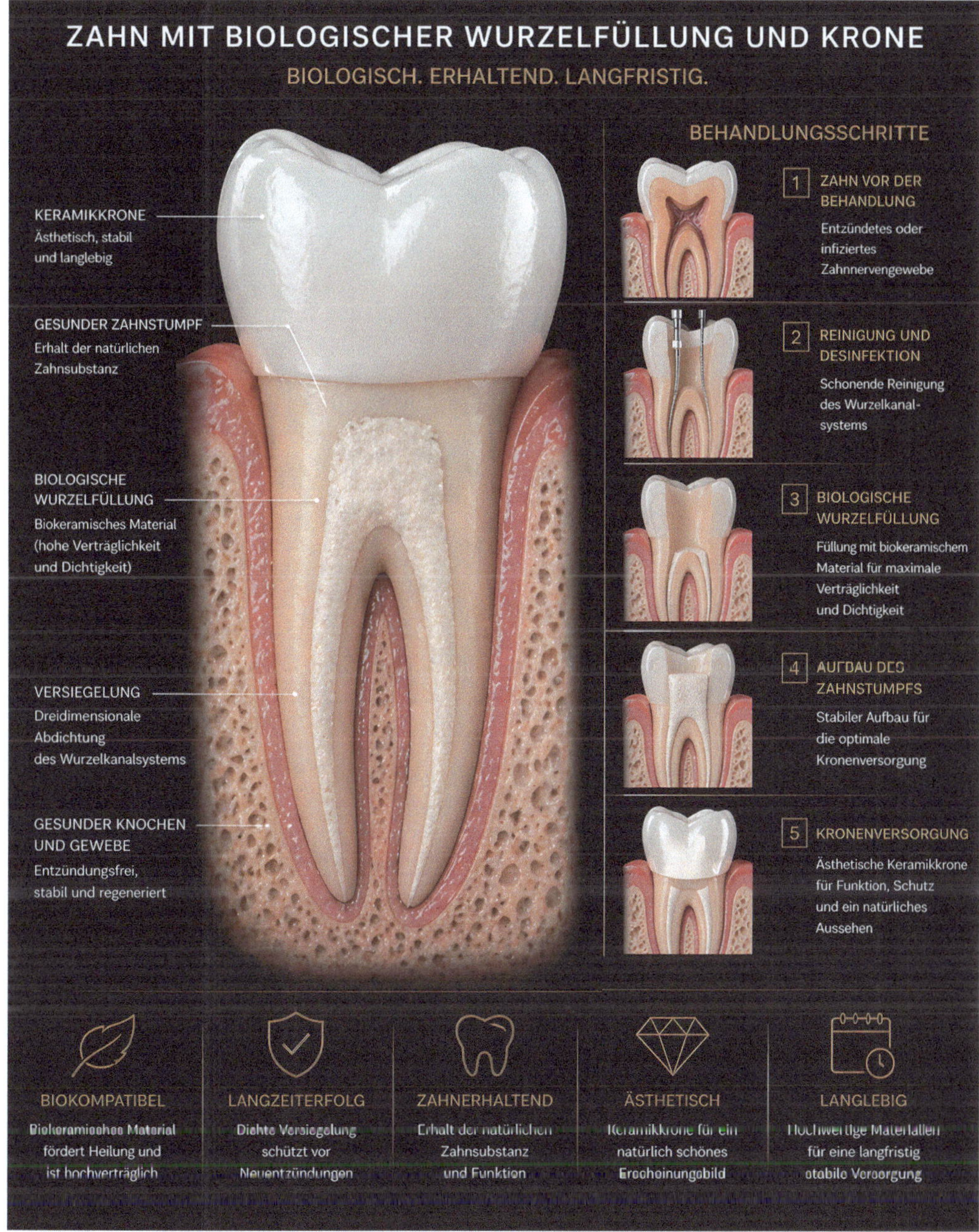

Abb. 16.3 Zahn mit biologischer Wurzelfüllung und Keramikkrone – Übersicht. Dargestellt sind der definitive Versorgungszustand nach endodontischer Behandlung mit biokeramischem Wurzelfüllmaterial sowie die Behandlungsschritte von der Diagnostik bis zur Kronenversorgung

Literatur

European Society of Endodontology (2006/2019) Quality guidelines for endodontic treatment: consensus report. Int Endod J 39(12):921–930 (updated 2019)

Schwartz RS, Schwartz JR (2017) Advanced endodontic microsurgery. In: Kim S, Kratchman S (eds) Modern Endodontic Practice. Quintessence, Chicago

FDOK, NICO und die stillen Entzündungen

Inhaltsverzeichnis

C. Alamouti, *Zahngesundheit als Schlüssel zur Langlebigkeit*,
https://doi.org/10.1007/978-3-662-73692-0_17

Manchmal ist in der Zahnmedizin alles ruhig – keine Schmerzen, kein auffälliger Röntgenbefund, kein sichtbares Problem. Und trotzdem stimmt etwas nicht. Patienten berichten von chronischer Müdigkeit, wandernden Schmerzen, diffusen Beschwerden – und manchmal liegt die Ursache dort, wo man sie am wenigsten vermutet: tief im Kieferknochen.

Was sind FDOK und NICO?

FDOK steht für fettig-degenerative Osteonekrose des Kieferknochens, **NICO** für neuralgia-inducing cavitational osteonecrosis. Beide Begriffe beschreiben schlecht durchblutete, degenerierte Knochenbereiche – häufig an Stellen, an denen früher Zähne gezogen oder wurzelbehandelt wurden. Äußerlich wirken diese Areale ruhig. Im Inneren jedoch kann das Gewebe in einen Stoffwechselzustand kippen, der entzündungsähnliche Prozesse und Botenstoffe freisetzt – ohne dass Schmerzen oder sichtbare Veränderungen auftreten.

Das Tückische daran: Konventionelle Röntgenbilder zeigen meist nichts Auffälliges. Erst dreidimensionale Bildgebung per DVT oder spezielle Ultraschallverfahren können Hinweise liefern.

Wie entsteht so etwas?

17

Nach Zahnextraktionen, Traumata oder Wurzelbehandlungen kann die Durchblutung des Alveolarknochens lokal dauerhaft beeinträchtigt sein. Das Gewebe verfettet, wird weicher, die Sauerstoffversorgung nimmt ab. Als begünstigende Faktoren werden diskutiert: chronischer Stress, systemische Entzündungsneigung sowie ein Mangel an Vitamin D, K2 oder Omega-3-Fettsäuren.

Verschiedene Forschungsgruppen untersuchen zudem, ob bestimmte Zytokine – darunter RANTES, IL-6 und TNF-α – in FDOK-Arealen überaktiv sind und den Körper systemisch beeinflussen. Die Befunde sind interessant, aber bislang fehlen große, unabhängige Studien, die diese Hypothesen belastbar bestätigen.

Warum das Thema polarisiert

Die Debatte um FDOK und NICO wird auf beiden Seiten mitunter emotional geführt. Befürworter sehen darin eine unterschätzte Ursache für chronische Entzündungen und systemische Beschwerden. Kritiker hingegen weisen auf die uneinheitliche Evidenz und das Risiko unnötiger chirurgischer Eingriffe hin.

Mein Standpunkt: Beide Seiten haben berechtigte Argumente. Wenn ein Patient systemische Beschwerden hat, die sich nicht anderweitig erklären lassen, und die Bildgebung Auffälligkeiten im Kieferknochen zeigt, verdient diese Konstellation eine sorgfältige, symptombezogene Evaluation. Nicht mehr – aber auch nicht weniger.

Diagnostik und Vorgehen in der Praxis

In meiner Praxis gehe ich bei FDOK-Verdacht schrittweise vor:

1. **Anamnese:** Gibt es systemische Beschwerden, die zeitlich mit zahnärztlichen Eingriffen korrelieren?
2. **DVT:** Zeigt die 3D-Aufnahme Areale mit veränderter Knochendichte oder Kavitationszonen?
3. **Weiterführende Ultraschalldiagnostik:** Spezialisierte Verfahren wie CaviTAU können zusätzliche Hinweise liefern. Da dieses Gerät nicht in jeder Praxis verfügbar ist, arbeite ich bei entsprechendem Verdacht mit spezialisierten Kollegen zusammen.
4. **Offenes Gespräch:** Ich sage meinen Patienten ehrlich: *„Die Wissenschaft ist hier*

noch nicht einig. Ich kann Ihnen zeigen, was ich sehe und welche Optionen es gibt – aber ich kann nicht versprechen, dass eine chirurgische Revision alle Beschwerden löst.“ Diese Transparenz schafft mehr Vertrauen als falsche Gewissheit.

Fallbeispiel 17.1

Frau K., 58 Jahre, kam mit einem leichten Druckgefühl im Unterkiefer – genau dort, wo vor zehn Jahren ein Zahn gezogen worden war. Röntgen und DVT: unauffällig. Im Ultraschall zeigte sich eine sogenannte „weiche Zone“. Nach einer minimalinvasiven chirurgischen Reinigung und Auffüllung mit Eigenblut-PRF berichtete sie zwei Wochen später: *„Das dumpfe Gefühl ist weg – und ich schlafe endlich wieder ruhig.“*

Behandlungskonzepte

Bei gesicherter Diagnose und klarer Symptom-Korrelation kommen folgende Ansätze in Betracht:

- **Minimalinvasive chirurgische Sanierung** (Kürettage, Spülung, Auffüllung mit PRF)
- **Regenerative Begleittherapien** (Ozon, Photobiomodulation, Mikronährstoffe)
- **Kontrolle und Nachsorge** nach 3–6 Monaten

Grundsatz: Therapie nur bei klarer Indikation – nie über den Kopf des Patienten hinweg, nie ohne solide Bildgebung.

Ausblick

Die Zukunft liegt in der **Biomarker-basierten Diagnostik**: Entzündungen im Kieferknochen könnten künftig über Blut- oder Speicheltests nachgewiesen werden, bevor sie bildgebend sichtbar werden. Parallel entwickeln sich regenerative Verfahren, die geschädigten Knochen nicht nur entfernen, sondern aktiv zum Wiederaufbau anregen.

Bis dahin gilt: Vorsicht, Sorgfalt – und die Bereitschaft, die eigene Meinung zu revidieren, wenn neue Daten vorliegen.

Kernaussage

Der Kiefer ist mehr als ein Knochen – er ist ein stiller Chronist unserer Gesundheit. FDOK und NICO erinnern uns daran, dass „gesund im Röntgen“ nicht immer „gesund im Gewebe“ bedeutet. Wer Dental Longevity ernst nimmt, darf auch hinter die Kulissen blicken – aber mit wissenschaftlichem Kompass statt mit Wünschelrute.

Literatur

Lechner J, von Baehr V (2018) FDOK – fettig-degenerative Osteonekrose des Kieferknochens und ihre Bedeutung als Zytokin-Quelle. *Dtsch Zahnärztl Z* 73(2):86–94

Noujeim M, Prihoda TJ, Langlais R et al (2009) Evaluation of high-resolution cone beam computed tomography in the detection of simulated interradicular bone lesions. *Dentomaxillofac Radiol* 38(3):156–162

Parodontale Prävention und Erhaltung

Inhaltsverzeichnis

C. Alamouti, *Zahngesundheit als Schlüssel zur Langlebigkeit*,
https://doi.org/10.1007/978-3-662-73692-0_18

Das unterschätzte Fundament

Zähne bekommen die meiste Aufmerksamkeit – aber ohne gesundes Zahnfleisch verlieren selbst die schönsten Zähne ihren Halt. Das Zahnfleisch ist wie der Boden um einen Baum: Wenn er erodiert, kann auch der stärkste Stamm nicht stehen bleiben.

Parodontitis: eine Immunerkrankung, die sich am Zahnfleisch zeigt

Parodontitis ist keine einfache Zahnfleischerkrankung – sie ist die häufigste chronische Erkrankung weltweit. Etwa 45 % aller Erwachsenen sind betroffen, die meisten ohne es zu wissen.

Der Verlauf ist tückisch: Am Anfang steht eine **Gingivitis** – eine oberflächliche, noch reversible Zahnfleischentzündung mit Bluten, Rötung und Schwellung. Bleibt sie unbehandelt, kann sie sich zur Parodontitis entwickeln: Der Knochen, der die Zähne verankert, wird langsam und schmerzlos abgebaut – über Jahre, manchmal Jahrzehnte. Wenn Patienten es bemerken, weil sich Zähne lockern oder verschieben, ist bereits viel Substanz verloren.

■■ Warum das über den Mund hinausgeht

Jede unbehandelte Zahnfleischtasche ist ein offenes Fenster, durch das Bakterien und

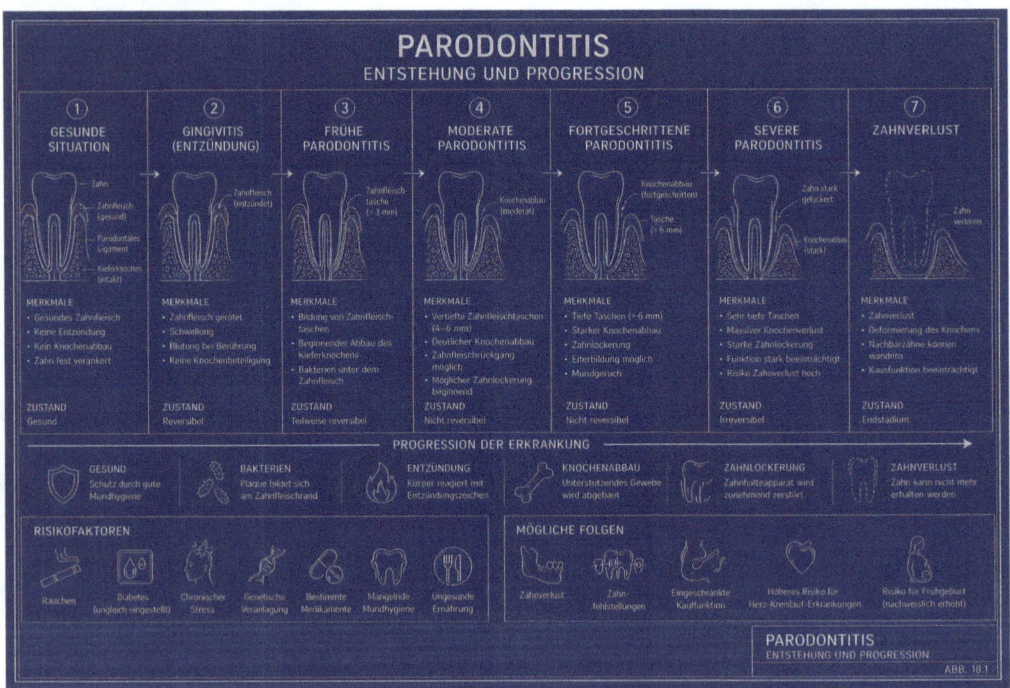

Abb. 18.1 Parodontitis – Entstehung und Progression. Die Stadien reichen von der gesunden Situation über Gingivitis und frühe Parodontitis bis zum Zahnverlust. Risikofaktoren und mögliche Folgen werden übersichtlich dargestellt

Entzündungsbotenstoffe in den Blutkreislauf gelangen. Parodontitis steht in gesichertem Zusammenhang mit Herz-Kreislauf-Erkrankungen, Diabetes, Rheuma und Frühgeburten. Zahnfleischbehandlung ist Systemmedizin – auch wenn das noch nicht alle Krankenkassen so sehen.

Wie Parodontitis entsteht

Der Mechanismus ist so simpel wie folgenreich:

Bakterieller Biofilm lagert sich am Zahnfleischrand an → Bakterientoxine lösen eine Entzündungsreaktion aus → Das Immunsystem reagiert – mitunter überschießend – und baut dabei eigenes Gewebe ab → Zahnfleisch und Knochen ziehen sich zurück.

Wichtig: Parodontitis ist **keine Frage der Hygiene allein**. Es gibt Patienten, die vorbildlich putzen und trotzdem schwere Verläufe entwickeln – weil genetische Faktoren, systemische Erkrankungen oder Medikamente das Immunsystem schwächen. Und es gibt Patienten mit mäßiger Hygiene, die nie eine tiefe Tasche entwickeln. Das macht Parodontitis zu einer multifaktoriellen Erkrankung, die individuelle Diagnostik und Therapie verdient.

Mein dringendster Appell

▪▪ Zahnfleischbluten ist nicht normal

Es ist ein Warnsignal. Wenn Ihre Hand beim Händewaschen bluten würde, würden Sie sofort zum Arzt gehen. Beim Zahnfleisch wischen die meisten das Blut weg und denken: „War schon immer so." Das muss sich ändern.

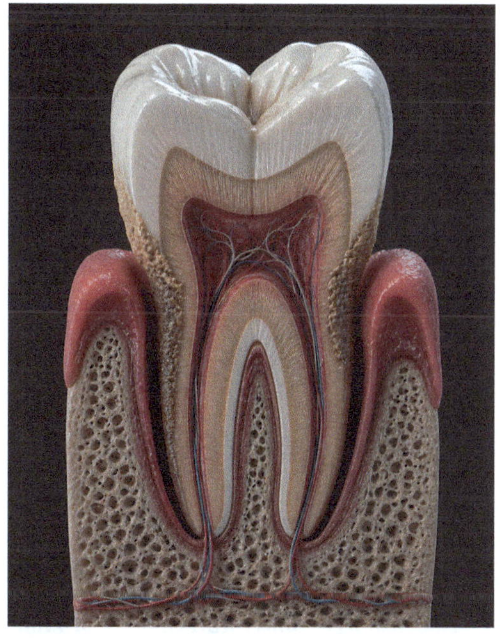

Abb. 18.2 Parodontitis mit horizontalem Knochenabbau – photorealistische Darstellung. Das Zahnfleisch ist zurückgewichen, der Alveolarknochen gleichmäßig reduziert; die Wurzeloberflächen sind teilweise freigelegt und die biologische Verankerung des Zahnes deutlich geschwächt

Der moderne Präventionsplan

Häusliche Pflege Sanftes, gründliches Zähneputzen – elektrisch oder manuell, Hauptsache konsequent. Interdentalbürsten sind dabei meist effektiver als Zahnseide, da sie den Biofilm zwischen den Zähnen mechanisch lösen.

Risikofaktoren aktiv steuern Rauchen einstellen, Blutzucker kontrollieren, Vitamin D optimieren – diese Faktoren beeinflussen die Immunantwort im Zahnfleisch direkt.

Moderne Diagnostik Speicheltests erlauben heute die Analyse des individuellen Bakterienprofils. Der **aMMP-8-Test** geht noch einen Schritt weiter: Er erkennt aktiven Gewebeabbau, bevor sichtbarer Schaden entsteht – und ist damit eines der vielversprechendsten Werkzeuge in der parodontalen Frühdiagnostik.

Therapie nach EFP-S3-Leitlinie

Die aktuellen europäischen Leitlinien strukturieren die Behandlung in klare Stufen:

1. **Aufklärung und Optimierung** der häuslichen Mundhygiene
2. **Professionelle Entfernung** von Biofilm und Zahnstein ober- und unterhalb des Zahnfleischrands
3. **Chirurgische Maßnahmen** bei fortgeschrittenen Fällen – mit Knochenaufbau oder Zugang zu tiefen Taschen
4. **Lebenslange unterstützende Parodontitistherapie (UPT)** mit individuell angepasstem Recall-Intervall

Der entscheidende Punkt: Parodontitis ist behandelbar – aber nicht heilbar im eigentlichen Sinne. Sie kann gestoppt werden. Aber sie kehrt zurück, wenn die Nachsorge ausbleibt.

Erhaltungstherapie: das Herzstück der Langzeitbetreuung

Das **Recall-System** ist keine Option – es ist die Therapie. Ohne regelmäßige Erhaltungsintervalle kehrt die Erkrankung in den meisten Fällen innerhalb von zwei bis fünf Jahren zurück.

Die Intervalle werden individuell festgelegt: alle zwei bis drei Monate bei hohem Risiko, alle sechs Monate bei stabilem Befund. Was viele Patienten nicht wissen: Die professionelle Reinigung im Recall ist nicht dasselbe wie eine reguläre Zahnreinigung. Sie umfasst die gezielte Behandlung der Problemzonen, die Nachmessung der Taschentiefen und die Anpassung der häuslichen Pflege – ein aktives Monitoring, kein Routinebesuch.

■■ Merksatz

Gesundes Zahnfleisch ist das Fundament für gesunde Zähne – und dieses Fundament lässt sich ein Leben lang erhalten, wenn man es pflegt. Die beste Parodontaltherapie verpufft, wenn zu Hause nicht mitgezogen wird. Es ist wie bei einem frisch renovierten Haus: Wer das Dach nicht pflegt, riskiert, dass es irgendwann wieder reinregnet.

Ausblick: Peri-Implantät-Gesundheit

Besondere Aufmerksamkeit verdienen Implantatträger: Peri-implantäre Erkrankungen verlaufen oft noch stiller als Parodontitis – und können ein Implantat innerhalb weniger Jahre gefährden. Regelmäßige Kontrolle und professionelle Reinigung sind hier ebenso unverzichtbar wie am natürlichen Zahn. Dazu mehr in ► Kap. 19.

Literatur

European Federation of Periodontology (2020) Treatment of stage I–III periodontitis: S3-level clinical practice guideline. *J Clin Periodontol* 47(Suppl 22):4–60

Li Y, He J, Tong J et al (2025) Diagnostic accuracy of a point-of-care aMMP-8 test for periodontitis screening. *J Periodontol* 96(1):45–56

Sanz M, del Castillo AM, Jepsen S et al (2020) Periodontitis and cardiovascular diseases: consensus report. *J Clin Periodontol* 47(Suppl 22):268–288

Peri-Implantat-Gesundheit

Inhaltsverzeichnis

C. Alamouti, *Zahngesundheit als Schlüssel zur Langlebigkeit*,
https://doi.org/10.1007/978-3-662-73692-0_19

Warum Ihr Implantat mehr Aufmerksamkeit braucht als ein echter Zahn Implantate sind Champions – aber keine Selbstläufer. Ein Implantat ist oft die beste Lösung, wenn ein Zahn verloren geht: Es sitzt fest, sieht aus wie ein echter Zahn und fühlt sich auch so an. Doch ein Implantat ist nicht unbesiegbar. Wie bei einem Spitzensportler gilt: Ohne regelmäßiges Training – in diesem Fall Pflege – geht die Leistung zurück.

Die beiden Gegner Peri-implantäre Mukositis – eine Zahnfleischentzündung rund ums Implantat, noch ohne Knochenverlust.

Peri-Implantitis – hier ist bereits Knochen betroffen, das Implantat verliert an Stabilität. Der Unterschied? Bei der Mukositis kann man den Schaden oft vollständig rückgängig machen. Bei der Peri-Implantitis geht es darum, den Prozess zu stoppen, bevor es zu spät ist.

Warum Implantate besonders anfällig sind. Kein eigenes Abwehrsystem wie ein natürlicher Zahn (kein Zahnhalteapparat mit Blutgefäßen). Rauere Oberflächen – perfekt für Knochenanlagerung, aber auch für Biofilm. Schwer zu reinigende Stellen – besonders bei ungünstiger Kronenform.

Der Präventions-Plan Vor der Implantation

Parodontitis vollständig behandeln. Vitamin-D-Spiegel prüfen und ggf. optimieren (30–50 ng/ml). Implantatposition so planen, dass die spätere Reinigung einfach ist. Nach der Einheilung regelmäßige professionelle Implantatreinigung (schonend, ohne Metallinstrumente). Kontrolle der Bisslage – Überbelastung kann schaden. Risikobasierte Recall-Intervalle: ▪ 6 Monate bei stabilem Befund ▪ 3–4 Monate bei erhöhtem Risiko (z. B. frühere Parodontitis)

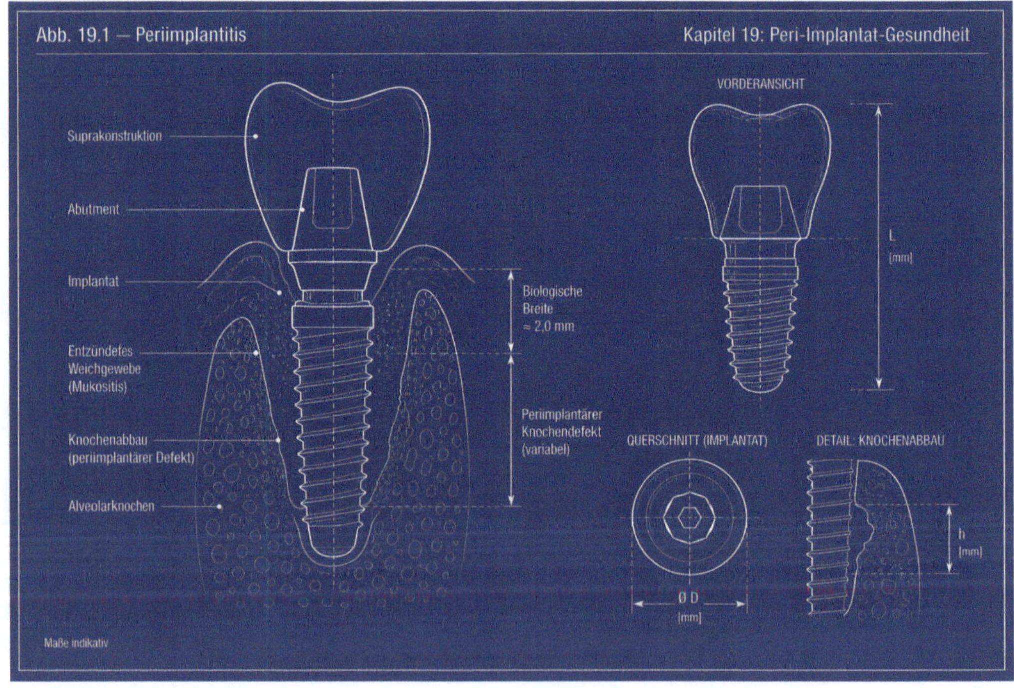

Abb. 19.1 Periimplantitis: anatomischer Querschnitt eines Implantats mit Suprakonstruktion, Abutment, biologischer Breite und periimplantärem Knochendefekt; Vorderansicht, Querschnitt und Detail des Knochenabbaus

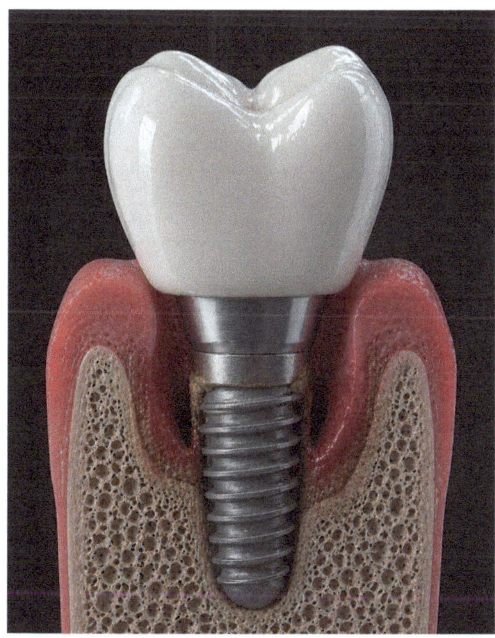

Abb. 19.2 Titan-Implantat mit Zeichen einer Periimplantitis – photorealistische Darstellung. Zu erkennen sind ein entzündlich verändertes Weichgewebe mit Rötung sowie beginnender krestaler Knochenabbau um das freiliegende Implantatgewinde

Früherkennung

Blutung beim Sondieren ist ein Alarmzeichen. aMMP-8-Test zeigt aktive Entzündung oft, bevor Röntgenveränderungen sichtbar sind. Wie finde ich den richtigen Implantologen? Ein Implantat ist eine langfristige Investition – und wie bei einer Immobilie hängt der Erfolg stark vom Architekten ab. Darauf sollten Sie achten:

Erfahrung: Mindestens mehrere Jahre implantologische Tätigkeit und dokumentierte Fallzahlen. Zusatzausbildung: Mitgliedschaft in Fachgesellschaften (z. B. DGI, DGZI, BDIZ, DGOI, ITI) oder zertifizierte Fortbildungen.

Diagnostik: Nutzt die Praxis 3D-Planung (DVT), digitale Biss-Analyse und Modelle, bevor entschieden wird?

Interdisziplinäre Zusammenarbeit: Bei komplexen Fällen enge Kooperation mit Kieferorthopäden, Parodontologen oder Prothetikspezialisten.

Transparenz: Klare Aufklärung zu Ablauf, Risiken, Material, Kosten – ohne Zeitdruck bei der Entscheidung.

Titan oder Keramik – welches Material passt zu mir? Titan – der bewährte Standard Vorteile: Jahrzehntelange Erfahrung, hohe Stabilität, sehr gute Einheilungsraten. Nachteile: In seltenen Fällen Metallunverträglichkeit oder ästhetische Probleme (grauer Schimmer bei dünnem Zahnfleisch).

Zirkon (Keramik) – die weiße, metallfreie Alternative Vorteile: Biokompatibel, kein Metall, natürliche Zahnfarbe. Nachteile: Weniger Langzeitdaten, höhere Materialbruchgefahr bei ungünstiger Belastung, eingeschränkte Prothetikoptionen.

Meine Empfehlung:

Titan ist für die meisten Fälle nach wie vor der Goldstandard. Keramik eignet sich besonders bei hohem ästhetischem Anspruch im Frontbereich oder bei Metallunverträglichkeiten.

Die Materialwahl sollte immer individuell nach Knochenqualität, Belastungssituation, ästhetischen Ansprüchen und medizinischer Vorgeschichte getroffen werden – nicht nach Modetrend.

Ihre Rolle im Team Das Implantat ist eine Hightech-Wurzel – und Sie sind der Hauptverantwortliche für seine Pflege. Tägliche Reinigung, angepasste Hilfsmittel (z. B. spezielle Bürstchen oder Superfloss) und das Einhalten der Kontrolltermine sind der Schlüssel zu seiner Langlebigkeit.

Merksatz:

„Ein Implantat kann viele Jahre, oft Jahrzehnte halten – wenn Sie es so pflegen, als wäre es wertvoller als ein echter Zahn."

Ich erinnere mich an eine Patientin, Frau D., 62, die zwei Jahre nach der Implantation mit Schwellung und Blutung rund um das Implantat im Unterkiefer kam. Sie war überrascht – „Ich dachte, Implantate können nicht krank werden." Können sie nicht im klassischen Sinne. Aber sie können entzündet sein. Und genau das war passiert: eine beginnende Peri-Implantitis, verursacht durch unzureichende Interdentalreinigung an einer schwer zugänglichen Stelle.

Wir behandelten konservativ – schonende professionelle Reinigung, angepasste Hilfsmittel, engeres Recall-Intervall. Nach sechs Monaten war die Entzündung gestoppt. Die Lektion: Ein Implantat ist kein Selbstläufer. Es braucht mehr Aufmerksamkeit als ein natürlicher Zahn, nicht weniger.

Die Prävention beginnt eigentlich schon vor der Implantation: Parodontitis muss vollständig behandelt sein und die Implantatposition muss so geplant werden, dass die spätere Reinigung einfach ist. Denn das beste Implantat nützt nichts, wenn man es nicht sauber halten kann.

Ein Gedanke zum Schluss: Implantate sind eine wunderbare Errungenschaft der modernen Zahnmedizin. Aber sie sind keine natürlichen Zähne. Sie haben kein Schmerzempfinden, kein Desmodont, keine propriozeptive Rückmeldung. Das bedeutet: Probleme entstehen leise. Regelmäßige Kontrolle ist bei Implantaten nicht optional, sondern Pflicht – für den Zahnarzt ebenso wie für den Patienten.

Die Wahl zwischen Titan und Zirkon ist bei Implantaten keine Glaubensfrage, sondern eine klinische Entscheidung. Titan bietet jahrzehntelange Langzeiterfahrung und exzellente Einheilungsraten. Zirkon bietet metallfreie Biokompatibilität und natürliche Ästhetik, aber weniger Langzeitdaten. In meiner Praxis entscheide ich gemeinsam mit dem Patienten – basierend auf Knochenqualität, ästhetischen Ansprüchen, Vorerkrankungen und persönlichen Präferenzen.

Die biologische Breite – der Abstand zwischen Implantatschulter und Knochenrand, der für die Weichgewebeanlagerung benötigt wird – ist ein kritischer Faktor für den Langzeiterfolg. Wird sie unterschritten, reagiert der Körper mit Knochenabbau, um den nötigen Platz wiederherzustellen. Platform-Switching-Konzepte und moderne Implantatdesigns adressieren genau dieses Problem und tragen zur langfristigen Stabilität des periimplantären Knochens bei.

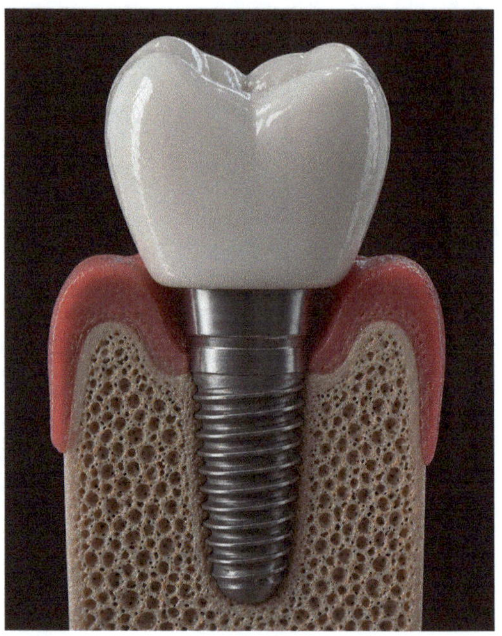

Abb. 19.3 Gesundes Titan-Implantat mit keramischer Krone im Knochen – photorealistische Darstellung. Das Implantat ist vollständig osseointegriert, das periimplantäre Weichgewebe ist reizfrei und der Alveolarknochen intakt

Literatur

European Federation of Periodontology (2023) Prevention and treatment of peri-implant diseases: S3-level clinical practice guideline. J Clin Periodontol 50(Suppl 26):1–37

López-Valverde N, López-Valverde A, Montero J et al (2024) Role of probiotic therapy on clinical parameters and peri-implant outcomes: a systematic review. Clin Oral Implants Res 35(2):108–120

Ernährung und Erosion

Inhaltsverzeichnis

C. Alamouti, *Zahngesundheit als Schlüssel zur Langlebigkeit*,
https://doi.org/10.1007/978-3-662-73692-0_20

Sie sind, was Sie essen – und Ihre Zähne merken es zuerst

Ihre Zähne haben keinen Ruhetag. Alles, was Sie essen oder trinken, wirkt direkt auf sie – manchmal wie ein Wellness-Tag, manchmal wie eine Attacke. Die gute Nachricht: Mit gezielten Ernährungsgewohnheiten können Sie Ihre Zähne und Implantate langfristig schützen – ohne Verzicht, aber mit Bewusstsein.

Zucker: das Problem ist die Frequenz, nicht die Menge

Über Zucker muss man eigentlich nicht mehr sprechen – und doch muss man. Die WHO empfiehlt maximal 25 g freien Zucker pro Tag. Der durchschnittliche Deutsche konsumiert über 90 g. Aber die entscheidende Botschaft lautet nicht „Essen Sie weniger Zucker“, sondern: **„Essen Sie Zucker seltener.“**

Jeder Zuckerkontakt löst im Mund einen Säureangriff aus, der 20 bis 40 min dauert. Wer fünfmal täglich nascht, hat fünf separate Säureangriffe – und dazwischen kaum Zeit zur Remineralisation. Wer hingegen einmal nach dem Mittagessen etwas Süßes isst, hat einen einzigen Angriff, den der Organismus gut kompensieren kann.

Die Stéphan-Kurve macht diesen Mechanismus sichtbar: Nach jedem Zuckerkontakt sinkt der pH-Wert im Mund rapide unter 5,5 – den kritischen Schwellenwert, ab dem der Zahnschmelz beginnt, Mineralien zu verlieren. Jede erneute Zuckerzufuhr in dieser Erholungsphase setzt den Zyklus zurück – der Schmelz hat keine Chance zur Remineralisation.

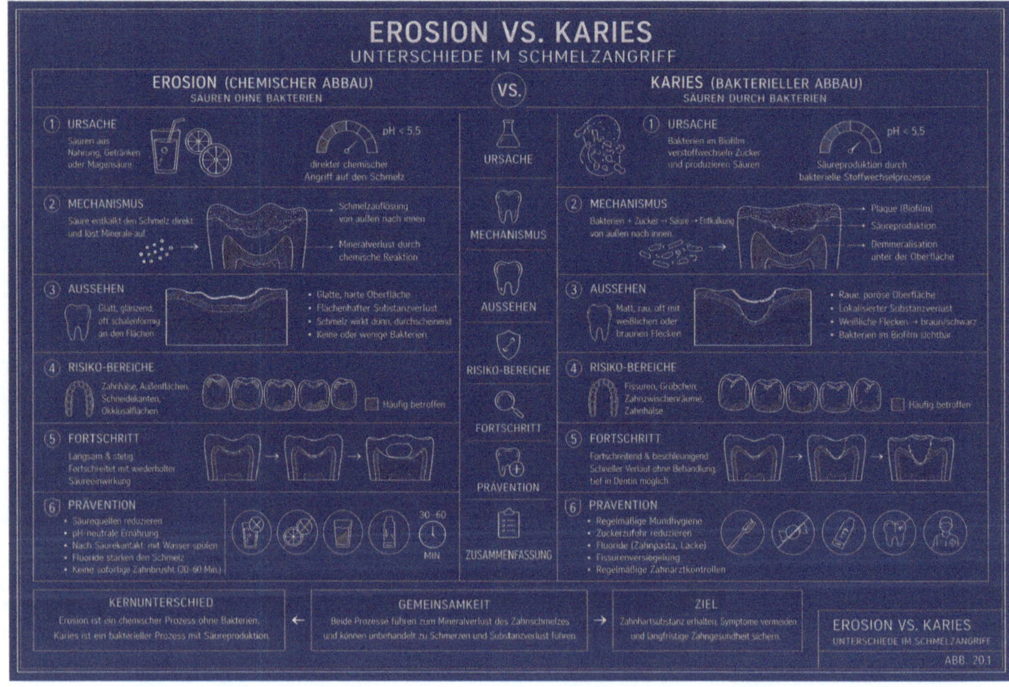

Abb. 20.1 Erosion vs. Karies – Unterschiede im Schmelzangriff. Erosion ist ein chemischer Prozess ohne Bakterien, Karies ein bakterieller Prozess mit Säureproduktion. Beide führen zum Mineralverlust des Zahnschmelzes, unterscheiden sich jedoch in Ursache, Mechanismus, Aussehen, Risikobereichen und Prävention

Praxisregel
Süßes lieber zu den Hauptmahlzeiten als zwischendurch. Danach Wasser trinken, um Säuren zu neutralisieren.

Erosion: wenn nicht Bakterien, sondern Säuren angreifen

Erosion ist der Verlust von Zahnhartsubstanz durch Säuren – unabhängig von Bakterien. Während Kariesraten in vielen Ländern sinken, steigt die Prävalenz von Erosionsschäden – vor allem bei jungen Menschen. Der Tooth Wear Consensus von 2020 hat Erosion erstmals als globales Gesundheitsproblem anerkannt.

Hauptverursacher
- Softdrinks, Energy-Drinks, Fruchtsäfte
- Zitrusfrüchte, Essigdrinks, saure Bonbons
- Magensäure durch Reflux oder häufiges Erbrechen

Fallbeispiel

Ich hatte einmal einen Patienten, Mitte dreißig, der sich streng vegan und „clean" ernährte – Smoothies zum Frühstück, Zitronenwasser den ganzen Tag, Rohkost-Bowls am Abend. Objektiv gesund. Subjektiv auch. Nur sein Zahnschmelz war anderer Meinung: Die Erosion war so weit fortgeschritten, dass seine Schneidezähne bereits transparent wurden.

Nicht weil seine Ernährung schlecht war – sondern weil die Säurefrequenz zu hoch war. Drei Smoothies täglich bedeuten drei Säureangriffe. Die Lösung war kein Verzicht, sondern **Timing**: Smoothies zu den Mahlzeiten statt als Zwischensnack, danach Wasser oder ein Stück Käse zur pH-Stabilisierung, und mindestens 30 min warten vor dem Zähneputzen. Kleine Veränderungen – großer Effekt.

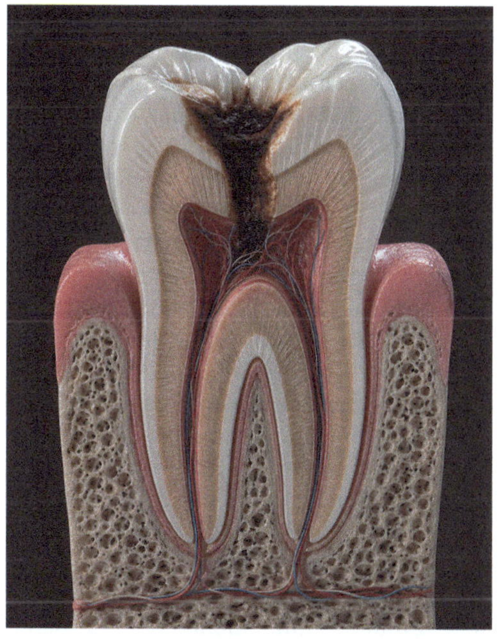

Abb. 20.2 Tiefe kariöse Läsion eines Molaren – Fotorealistische Darstellung. Die Kavität durchbricht Schmelz und Dentin und erreicht die Pulpa; typisch für eine unbehandelt fortschreitende Karies mit bakteriellem Stoffwechsel im Biofilm

Praxisregeln gegen Erosion
- Nach saurem Essen oder Trinken mindestens 30 min warten, bevor Sie putzen
- Käse oder Nüsse nach sauren Mahlzeiten stabilisieren den pH-Wert
- Zinnfluorid- oder Hydroxyapatit-Pasten stärken den Schmelz zusätzlich

Zahnfreundliche Ernährung: die wichtigsten Bausteine

- **Nitratreiches Gemüse** (Spinat, Rucola, Rote Bete) – fördert die Stickstoffmonoxid-Produktion und unterstützt die orale Durchblutung
- **Ausreichend Eiweiß** – wichtig für das Zahnfleischgewebe und die Wundheilung
- **Kalziumquellen** (Milchprodukte, Mandeln, Brokkoli) – für die Remineralisation des Schmelzes

- **Omega-3-Fettsäuren** (Fisch, Leinöl, Walnüsse) – entzündungshemmend, besonders relevant bei Parodontitis
- **Wasser als Standardgetränk** – kein Saft, kein Softdrink, kein Energy-Drink

Implantate und Ernährung

In den ersten Monaten nach der Implantation spielt die Ernährung eine besondere Rolle: Weiche, nährstoffreiche Kost schützt die Einheilung, Zucker und harte mechanische Belastungen sollten vermieden werden. Vitamin D und Omega-3-Fettsäuren unterstützen Knochen- und Geweberegeneration nachweislich.

Langfristig profitieren Implantate von denselben Ernährungsregeln wie natürliche Zähne – mit einem noch größeren Fokus auf entzündungshemmende Kost, um das periimplantäre Gewebe dauerhaft stabil zu halten.

▪▪ Merksatz

Ernährung ist tägliche Zahnpflege von innen. Nicht Verzicht ist das Ziel, sondern Bewusstsein – für Frequenz, Timing und die richtigen Nährstoffe.

Literatur

Donovan T, Hedger JH, Gingrich L et al (2021) Contemporary diagnosis and management of dental erosion. *J Esthet Restor Dent* 33(1):7–22

Loomans B, Opdam N, Atygin G et al (2020) Severe tooth wear: the Tooth Wear Best Evidence Consensus Statement. *J Dent* 95:103312

Moynihan PJ, Kelly SAM (2014) Effect on caries of restricting sugars intake: systematic review. *J Dent Res* 93(1):8–18

World Health Organization (2025) Sugars and dental caries. Fact sheet. WHO, Geneva

Supplementierung und Nährstoffe

Inhaltsverzeichnis

C. Alamouti, *Zahngesundheit als Schlüssel zur Langlebigkeit*,
https://doi.org/10.1007/978-3-662-73692-0_21

Warum Nährstoffe das Fundament sind

Zähne und Zahnfleisch sind Teil eines hochdynamischen Systems, das sich ständig erneuert, repariert und anpasst. Dafür braucht der Körper Baumaterial – Mineralien – und Bauleiter – Vitamine, Enzyme, Hormone. Wenn diese fehlen, geraten selbst die besten Putz- und Ernährungsroutinen ins Stocken.

In meiner Praxis erlebe ich zwei Extreme: Patienten, die gar nichts supplementieren und signifikante Mängel haben – und Patienten, die zehn verschiedene Präparate nehmen, ohne je einen Blutwert gesehen zu haben. Beides ist nicht ideal. Mein Ansatz: **erst messen, dann handeln.**

Die wichtigsten Nährstoffe im Überblick

Vitamin D – der Knochenarchitekt Vitamin D reguliert die Kalziumaufnahme, fördert die Knochenmineralisierung und wirkt immunmodulierend. Ein Spiegel unter 20 ng/ml ist in Deutschland keine Seltenheit – besonders in den Wintermonaten. Studien zeigen, dass Vitamin-D-Mangel das Risiko für Knochenabbau und Implantatverluste erhöhen kann. Zielwert: 30–50 ng/ml (75–125 nmol/l). Bei Implantatpatienten prüfe ich den Wert routinemäßig vier bis sechs Wochen vor dem Eingriff. Quellen: Sonne, fetter Fisch, Eigelb – bei Mangel Supplementierung.

Kalzium – der Hauptbaustoff Kalzium stabilisiert Zähne und Knochen. Tagesbedarf für Erwachsene: ca. 1000 mg. Quellen: Milchprodukte, grünes Gemüse, Mandeln, kalziumreiches Mineralwasser. Wichtig: Kalzium wirkt nur optimal in Kombination mit ausreichend Vitamin D – beide arbeiten als Team.

Omega-3-Fettsäuren – die Entzündungsbremse Omega-3-Fettsäuren wirken entzündungshemmend und können bei Parodontitispatienten den Gewebeabbau nachweislich verlangsamen. Quellen: Lachs, Makrele, Hering, Leinöl, Walnüsse.

Vitamin C – der Kollagenbauer Vitamin C ist unverzichtbar für die Kollagenbildung im Zahnfleisch. Ein Mangel zeigt sich oft zuerst im Mund – als Zahnfleischbluten und schlechte Wundheilung. Quellen: Paprika, Zitrusfrüchte, Beeren, Brokkoli.

Magnesium – der stille Unterstützer Magnesium fördert den Knochenstoffwechsel und die Muskelentspannung – bei Bruxismus-Patienten besonders relevant. Viele Menschen nehmen chronisch zu wenig Magnesium auf, besonders unter hohem Stress oder bei intensivem Sport. Quellen: Nüsse, Samen, Vollkornprodukte, grünes Blattgemüse.

Zink – der Reparaturhelfer Zink unterstützt Immunsystem und Wundheilung. Quellen: Fleisch, Meeresfrüchte, Kürbiskerne, Linsen.

Wann supplementieren – und wann nicht?

- **Ja**, wenn ein Labortest einen Mangel nachweist
- **Ja**, in besonderen Lebensphasen: Schwangerschaft, Knochenheilung, Implantateinheilung
- **Nein**, nach dem Gießkannenprinzip – zu viel kann genauso schaden wie zu wenig

Der Markt für Nahrungsergänzungsmittel ist unübersichtlich und oft von Marketingversprechen getrieben. Mein Rat: Supplementieren Sie nur, was ein Bluttest als Mangel zeigt, und wählen Sie Produkte mit transparenter Deklaration und unabhängigen Qualitätssiegeln. Weniger ist oft mehr – die richtige Substanz, in der richtigen Dosis, zum richtigen Zeitpunkt.

Evidenzbox: Vitamin D und Implantatgesundheit

Vitamin D beeinflusst zwei entscheidende Faktoren für den Implantaterfolg: die Knochenmineralisierung und die Immunregulation im periimplantären Gewebe.

Parameter	Wert
Optimaler Serumwert	30–50 ng/ml (75–125 nmol/l)
Mangelgrenze	< 20 ng/ml (< 50 nmol/l)
Bestimmung	4–6 Wochen vor Implantation
Supplementierung bei Mangel	2000–5000 I. E./Tag, je nach Laborwert
Kontrollmessung	nach 8–12 Wochen

Niedrige Vitamin-D-Spiegel korrelieren mit verzögerter Osseointegration und erhöhter Entzündungsneigung im Implantatbereich (Fretwurst et al., *Clin Oral Implants Res* 2016). Defizite unter 20 ng/ml gehen mit einem höheren Risiko für frühe Implantatverluste einher (Mangano et al., *Int J Oral Maxillofac Surg* 2018). Klare randomisierte Studien zur Implantatprognose sind noch begrenzt – die physiologische Plausibilität ist jedoch gut belegt.

Implantat-Spezialtipp

Vor und nach Implantationen kann gezielte Supplementierung die Einheilung unterstützen:

- **Vitamin D + Kalzium** für die Knochenintegration
- **Omega-3** für entzündungsarme Heilung
- **Vitamin C** für gesundes Zahnfleisch

Merksatz

Putzgewohnheiten pflegen Ihre Zähne von außen – Nährstoffe tun es von innen. Beide zusammen sind unschlagbar. Aber nur das zu supplementieren, was der Körper wirklich braucht, macht den Unterschied zwischen Unterstützung und Überversorgung.

Literatur

Aral CA, Aral K, Yalvaç M et al (2015) The effect of Vitamin C supplementation on gingival health. *J Periodontol* 86(9):1048–1057

Fretwurst T et al (2016) Vitamin D deficiency and osseointegration. *Clin Oral Implants Res* 27(4):e12–e18

Jagelavičienė E, Vaitkevičienė I, Šilingaitė D et al (2018) The relationship between Vitamin D and periodontal pathology. *Medicina* 54(3):45

Lau BY, Cohen DJA, Ward WE et al (2020) Investigating the role of omega-3 fatty acids in inflammatory response. *Nutrients* 12(12):3723

Mangano C et al (2018) Vitamin D deficiency and implant failure. *Int J Oral Maxillofac Surg* 47(6):745–751

Leben mit Zähnen – von Anfang bis Ende

Inhaltsverzeichnis

Schwangerschaft und frühe Kindheit

Inhaltsverzeichnis

C. Alamouti, *Zahngesundheit als Schlüssel zur Langlebigkeit*,
https://doi.org/10.1007/978-3-662-73692-0_22

Gesunde Zähne – schon bevor das erste da ist Zahngesundheit beginnt nicht mit dem ersten Zahn, sondern schon in der Schwangerschaft. Die Ernährung, die Vitaminversorgung und die Mundhygiene der Mutter haben direkten Einfluss auf die spätere Zahnentwicklung des Kindes. Und ja – Bakterien werden oft von Mutter oder Vater auf das Baby übertragen (z. B. durch das gemeinsame Löffelabschlecken oder Ablutschen des Schnullers).

Schwangerschaft – eine besondere Zeit für den Mund. Während der Schwangerschaft verändert sich der Hormonhaushalt:

Zahnfleisch kann empfindlicher reagieren → Schwangerschaftsgingivitis. Übelkeit und Erbrechen können den Zahnschmelz durch Magensäure angreifen. Heißhunger auf Süßes kann das Kariesrisiko erhöhen.

Clever gegensteuern:

Zahnkontrolle möglichst schon vor oder früh in der Schwangerschaft. Bei Übelkeit: Nach dem Erbrechen Mund mit Wasser oder milder Natronlösung spülen, erst nach 30 Min. putzen.

Vitamin D, Kalzium und ausgewogene Ernährung unterstützen die Zahnentwicklung des Babys. Der erste Zahn – ein VIP im Babyalltag Ab dem Durchbruch des ersten Zahns: 1× täglich putzen mit Kinderzahnpasta (1000 ppm Fluorid, reiskorngroße Menge).

Mit etwa 2 Jahren: auf 2× täglich steigern, erbsengroße Menge. Zahnärztliche Frühuntersuchung spätestens zum 1. Geburtstag. Early Childhood Caries – der vermeidbare Feind Frühkindliche Karies ist eine der häufigsten chronischen Erkrankungen bei Kleinkindern. Hauptursachen: Dauerhaftes Nuckeln an Flasche mit Saft, Milch oder gesüßtem Tee

Häufige zuckerhaltige Snacks Mangelnde Putzgewohnheiten

So schützen Sie Ihr Kind:

Flasche nur mit Wasser anbieten, spätestens ab dem 1. Geburtstag abgewöhnen. Süßes lieber zu den Hauptmahlzeiten geben. Eltern putzen nach – Kinderhände sind bis ca. 8 Jahre motorisch nicht in der Lage, gründlich genug zu putzen.

Zahnarztbesuch – spielerisch statt stressig. Der erste Besuch sollte kein „Notfalltermin" sein. Gehen Sie mit Ihrem Kind früh in die Praxis, um eine positive Beziehung aufzubauen – gerne einfach nur zum „Gucken". So wird der Zahnarztbesuch zur Routine, nicht zum Schreckmoment.

Merksatz: Gesunde Zähne sind kein Zufall – sie sind das Ergebnis von bewusster Pflege, kluger Ernährung und frühen guten Gewohnheiten. Je früher Sie anfangen, desto leichter bleibt es.

Dieser aktiven, oft zuckerreichen Zeit gesund halten und typische Stolperfallen vermeiden.

Eine werdende Mutter kam einmal zu mir mit dem Satz: „Meine Großmutter hat immer gesagt, jedes Kind kostet einen Zahn. Stimmt das?" Die Antwort: Es muss nicht stimmen. Aber es stimmt dann, wenn man die Mundpflege vernachlässigt. Übelkeit erschwert das Putzen, Heißhunger auf Süßes erhöht das Kariesrisiko, und die hormonelle Umstellung macht das Zahnfleisch vulnerabel – die Schwangerschaftsgingivitis betrifft bis zu 75 % aller Schwangeren.

Klug gegensteuern heißt: Zahnkontrolle möglichst schon vor oder früh in der Schwangerschaft. Bei Übelkeit den Mund nach dem Erbrechen mit Wasser spülen und erst nach 30 min putzen. Vitamin D und Kalzium unterstützen gleichzeitig Mutter und Kind. Ab dem ersten Zahn: einmal täglich putzen mit 1000 ppm Fluorid. Zahnärztliche Frühuntersuchung spätestens zum ersten Geburtstag – nicht weil da schon etwas repariert werden muss, sondern weil das Kind lernt, dass der Zahnarztbesuch etwas Normales ist. Eltern putzen nach bis etwa acht Jahre.

Die frühkindliche Karies – ECC, Early Childhood Caries – ist eine der häufigsten chronischen Erkrankungen bei Kindern unter sechs Jahren. In einigen Regionen Deutschlands sind bis zu 15 % der Dreijährigen betroffen. Die Hauptursache: zuckerhaltige Getränke in der Nuckelflasche, besonders nachts. Die Therapie ist aufwändig – oft nur in Narkose möglich. Die Prävention wäre einfach: keine gesüßten Getränke in der Flasche, Abstillen der Flasche ab dem ersten Geburtstag, und Fluoridlack ab dem Durchbruch der ersten Milchzähne.

Was viele Eltern nicht wissen: Karies ist übertragbar. Die Bakterien, die Karies verursachen – allen voran Streptococcus mutans –, werden in der Regel von den Eltern auf das Kind übertragen, durch Ablecken des Schnullers, gemeinsames Besteck oder Vorkosten der Nahrung. Wer seine eigene Mundflora in Ordnung hält, schützt damit auch sein Kind. Die beste Kariesprophylaxe für Babys beginnt daher bei den Eltern.

Was ich Eltern immer sage: Ihr Kind schaut zu. Wenn Sie selbst regelmäßig putzen, Zahnarzttermine einhalten und positiv über Zahnpflege sprechen, übernimmt Ihr Kind dieses Verhalten – nicht sofort, nicht perfekt, aber langfristig. Und wenn Sie beim Zahnarztbesuch selbst entspannt sind, überträgt sich diese Entspannung. Kinder spüren Angst – und sie spüren auch Gelassenheit.

Ein letzter Gedanke für werdende Eltern: Die beste Investition in die Zahngesundheit Ihres Kindes sind Ihre eigenen gesunden Zähne. Lassen Sie vor der Schwangerschaft – oder so früh wie möglich währenddessen – Ihre Mundgesundheit überprüfen und eventuelle Herde behandeln. Ihr Kind wird es Ihnen danken, auch wenn es das nie erfahren wird.

Die Investition in die Mundgesundheit eines Kindes zahlt sich über ein ganzes Leben aus. Jeder Zahn, der kariesfrei bleibt, jede Gewohnheit, die sich festigt, jeder angstfreie Zahnarztbesuch legt den Grundstein für Jahrzehnte. Dental Longevity beginnt nicht mit 40 oder 50 – sie beginnt mit dem ersten Zahn.

Literatur

European Academy of Paediatric Dentistry (2019) Guidelines on the use of fluoride for caries prevention in children. Eur Arch Paediatr Dent 20(6):507–516

Walsh T, Worthington HV, Glenny AM et al (2019) Fluoride toothpastes of different concentrations for preventing dental caries. Cochrane Database Syst Rev 2019(3):CD007868

Kinder und Jugendliche

Inhaltsverzeichnis

C. Alamouti, *Zahngesundheit als Schlüssel zur Langlebigkeit*,
https://doi.org/10.1007/978-3-662-73692-0_23

Wie Zähne in der Wachstumsphase stark bleiben – trotz Süßigkeiten, Sport und Smartphone

Warum diese Lebensphase entscheidend ist

Zwischen dem 6. und 18. Lebensjahr passiert im Mund mehr Veränderung als in jeder anderen Lebensphase:

Milchzähne fallen aus, bleibende Zähne kommen. Kiefer wachsen, Zahnstellung verändert sich. Hormonschübe und Essgewohnheiten beeinflussen das Zahnfleisch. Die Weichen, die jetzt gestellt werden, wirken oft ein Leben lang. Die größten Herausforderungen Zucker & Snacks In dieser Altersgruppe steigt der Konsum von Softdrinks, Energy-Drinks, Süßigkeiten und salzigen Snacks – oft kombiniert mit langen „Snackphasen".

Faulheit beim Putzen Smartphone, Serien und Gaming sind spannender als Zahnbürste & Zahnseide.

Sportverletzungen Stürze, Ellbogen im Gesicht oder Ballschläge – alles Klassiker in Schule und Verein.

Zahnspangen-Zeit Mehr Ecken und Kanten, die geputzt werden müssen – und mehr Stellen, an denen sich Plaque verstecken kann.

Praktische Strategien für Eltern & Teens Zucker-Fokus verschieben: Süßes lieber zu den Hauptmahlzeiten geben, Dauer-Naschen vermeiden. Getränkekultur ändern: Wasser oder ungesüßter Tee als Standard – Softdrinks als Ausnahme. Putztechnik verbessern: Elektrische Zahnbürste kann motivierender sein, Timer nutzen. Interdentalpflege früh einführen: Besonders bei Zahnspangen – z. B. Interdentalbürsten, Superfloss. Sportmundschutz tragen: Pflicht bei Kontaktsportarten, Empfehlung bei vielen Ballsportarten. Eltern als Vorbilder Kinder und Jugendliche ahmen mehr nach, als man denkt. Wenn Sie selbst regelmäßig putzen, zum Zahnarzt gehen und auf Ernährung achten, übernehmen Ihre Kinder das eher – auch wenn sie es nicht zugeben.

Zahnarztbesuche in dieser Phase Alle 6 Monate zur Kontrolle. Fluoridlacke oder Versiegelungen für kariesanfällige Stellen (z. B. tiefe Fissuren). Frühzeitige kieferorthopädische Beratung – je nach Fehlstellung schon ab 8–9 Jahren.

Merksatz:

„Jugendliche Zähne sind wie frische Bäume – jetzt legen sie die Wurzeln fürs Leben. Wer sie in dieser Phase schützt, hat später deutlich weniger Probleme."

In dieser Phase des Lebens stark bleiben.

Die größten Herausforderungen kenne ich aus meiner täglichen Praxis. Softdrinks und Energy-Drinks halten den pH-Wert im Mund permanent im kritischen Bereich. Netflix ist spannender als Zahnseide. Stürze und Ellbogen im Gesicht sind Klassiker in Schule und Verein – ein individueller Sportmundschutz kostet weniger als eine einzige Zahnkrone. Und die Zahnspangen-Zeit bringt mehr Ecken und Kanten, an denen sich Plaque verstecken kann.

Was wirklich hilft: Süßes lieber zu den Hauptmahlzeiten, Wasser als Standardgetränk, elektrische Zahnbürste mit Timer. Und Eltern als Vorbilder – Kinder ahmen mehr nach, als man denkt. Alle sechs Monate zur Kontrolle, Fluoridlacke für kariesanfällige Stellen, und kieferorthopädische Beratung ab acht bis neun Jahren.

Was viele Eltern nicht wissen: Bleibende Backenzähne brechen oft unbemerkt durch – und sind dann besonders kariesanfällig, weil der Schmelz noch nicht vollständig mineralisiert ist. Fissurenversiegelung schützt diese Zähne in der kritischen Phase und reduziert das Kariesrisiko nachweislich um über 70 %. Eine Investition von wenigen Minuten, die sich über Jahrzehnte auszahlt.

Energy-Drinks verdienen eine besondere Warnung: Mit pH-Werten zwischen 2,5 und 3,5 sind sie aggressiver als Cola, und der Zuckergehalt liegt oft bei 27 g pro Dose und mehr. Jugendliche, die während des Lernens oder Gamens Energy-Drinks sippen, setzen ihre Zähne einem Dauerangriff aus, der innerhalb weniger Monate sichtbare Erosionsschäden verursachen kann. Das ist kein Moralisieren – das ist Schadensbeobachtung aus der täglichen Praxis.

Ein Wort zu Sportmundschutz: Die konfektionierten Varianten aus dem Sportgeschäft bieten minimalen Schutz und beeinträchtigen die Atmung. Ein individuell beim Zahnarzt angepasster Mundschutz sitzt perfekt, schützt effektiv und ermöglicht freies Atmen und Sprechen. Die Kosten liegen bei 50 bis 150 € – ein Bruchteil dessen, was eine Zahnkrone nach einem Sportunfall kostet. Für Kontaktsportarten wie Handball, Basketball, Kampfsport und Hockey sollte er Standard sein.

Noch etwas zu sozialen Medien: Jugendliche vergleichen ihre Zähne mit Instagram-Filtern und TikTok-Veneers. Die Diskrepanz zwischen digitaler Perfektion und Realität kann zu unnötigem Leidensdruck führen – und zu dem Wunsch nach Behandlungen, die in diesem Alter weder nötig noch sinnvoll sind. Eltern und Zahnärzte sollten offen über realistische Erwartungen sprechen und das natürliche Lächeln als das feiern, was es ist: einzigartig und wertvoll.

Literatur

European Academy of Paediatric Dentistry (2019) Guidelines on the use of fluoride for caries prevention in children. Eur Arch Paediatr Dent 20(6):507–516

Knapik JJ, Hoedebecke BL, Rogers GG et al (2019) Effectiveness of mouthguards for the prevention of orofacial injuries: a systematic review and meta-analysis. Sports Med 49(8):1217–1232

Erwachsene

C. Alamouti, *Zahngesundheit als Schlüssel zur Langlebigkeit*,
https://doi.org/10.1007/978-3-662-73692-0_24

Wie Sie Ihre Zähne im hektischen Alltag gesund halten – auch wenn es manchmal „nur schnell" gehen soll

Warum diese Phase so heikel ist. Die meisten Erwachsenen zwischen 25 und 60 jonglieren mit Beruf, Familie, Verpflichtungen – und stellen die eigene Gesundheit oft hinten an. Dazu kommen Stress, unregelmäßige Mahlzeiten, Kaffee- und Zuckerkonsum, manchmal Rauchen oder zu wenig Schlaf. Die Folge: Zähne und Zahnfleisch werden zwar „mitgeputzt", aber nicht wirklich gepflegt.

Die typischen Risiken Stress & Bruxismus

Nächtliches Zähneknirschen oder Pressen kann Risse, Abrieb und Kieferprobleme verursachen. Snack- & Coffee-to-go-Kultur

Dauerhafte Säure- und Zuckerbelastung durch häufiges Naschen, Softdrinks oder gesüßte Kaffeespezialitäten.

Unregelmäßige Zahnarztbesuche

Viele kommen erst, wenn etwas weh tut – dann ist es meist teurer, aufwändiger und schmerzhafter. Beginnende Zahnfleischprobleme Erste Anzeichen einer Parodontitis werden oft übersehen oder ignoriert. Ihre drei besten Alltagswaffen Konsequente Routine

2× täglich putzen, 1× täglich Interdentalreinigung – auch wenn es spät ist oder Sie müde sind. Pausen für die Zähne

Zuckerhaltige Snacks und Getränke bündeln – so hat der Speichel Zeit zur Reparatur. Stressmanagement Entspannungstechniken, Sport oder Schienentherapie gegen Bruxismus. Ernährung als Unterstützung Mehr Gemüse, Eiweiß und gesunde Fette – weniger schnelle Kohlenhydrate. Genug trinken – idealerweise Wasser. Alkohol und Nikotin reduzieren – beide erhöhen das Risiko für Zahnfleisch- und Mundschleimhauterkrankungen.

Regelmäßige Kontrollen Auch wenn alles gut aussieht:

Zahn-Check alle 6–12 Monate. Zahnstein- und Biofilm-Entfernung (PZR) individuell anpassen – bei erhöhtem Risiko alle 3–4 Monate.

Merksatz:

„Erwachsene Zähne brauchen keine komplizierte Pflege – nur konsequente. Die kleinen täglichen Entscheidungen sind es, die später den Unterschied machen."

Auch mit 70, 80 oder 90 Jahren noch stabil, schmerzfrei und genussvoll zubeißen können.

Ich sehe das täglich: Patienten, die morgens im Stehen putzen, während sie E-Mails lesen. Die abends so müde sind, dass Zahnseide wie eine Zumutung wirkt. Die erst kommen, wenn etwas wehtut.

Stress führt zu Bruxismus – nächtliches Knirschen, das Risse, Abrieb und Kieferprobleme verursacht. Die Coffee-to-go-Kultur sorgt für dauerhafte Säurebelastung. Und beginnendes Zahnfleischbluten wird ignoriert, weil es „ja normal ist" – ist es nicht.

Ihre drei Alltagswaffen: Konsequente Routine, auch wenn es spät ist. Pausen für die Zähne – Snacks und Getränke bündeln, damit der Speichel Zeit zur Reparatur hat. Und Stressmanagement – Entspannung, Sport oder Schienentherapie gegen Bruxismus. Ein Patient sagte: „Ich habe keine Zeit für meine Zähne." Meine Antwort: „Die drei Minuten abends sind die billigste Gesundheitsversicherung, die es gibt."

Ein Thema, das in dieser Lebensphase oft unterschätzt wird: die Folgen von Reflux für die Zähne. Sodbrennen, stiller Reflux oder häufiges Aufstoßen bringen Magensäure in den Mundraum – mit verheerenden Folgen für den Zahnschmelz. Wer regelmäßig unter Reflux leidet, sollte das nicht nur mit dem Internisten besprechen, sondern auch mit dem Zahnarzt. Denn die Erosionsmuster im Mund verraten oft mehr über den Reflux als die Symptome selbst.

Noch ein Aspekt, der in dieser Lebensphase wichtig wird: Ästhetik und Selbstbild. Verfärbte, schiefe oder fehlende Zähne beeinflussen das Selbstbewusstsein, die Ausstrahlung im Beruf und die Bereitschaft zu lächeln. Das ist kein Luxusproblem – es ist Lebensqualität. Moderne Zahnmedizin bietet schonende Korrekturen: Aligner – statt sichtbare Zahnspangen, Komposit-Bonding statt Veneers, und Bleaching statt Akzeptanz. Die Entscheidung liegt beim Patienten – aber er sollte wissen, dass die Möglichkeiten existieren.

Und schließlich das Thema Zahnzusatzversicherung: Für Erwachsene, die Wert auf hochwertige Versorgung legen, kann eine gute Zahnzusatzversicherung sinnvoll sein – aber sie muss früh abgeschlossen werden, idealerweise, bevor Behandlungsbedarf entsteht. Die Bedingungen variieren stark, und nicht jede Police deckt Implantate, Kieferorthopädie oder professionelle Zahnreinigung ab. Mein Rat: Vergleichen Sie sorgfältig und lesen Sie das Kleingedruckte.

Zähne im Alter

Inhaltsverzeichnis

C. Alamouti, *Zahngesundheit als Schlüssel zur Langlebigkeit*,
https://doi.org/10.1007/978-3-662-73692-0_25

Warum die letzten Jahre oft die entscheidendsten sind

Viele Menschen denken: „In dem Alter lohnt sich das nicht mehr.“ Falsch. Gerade im Alter entscheidet stabile Zahngesundheit über Lebensqualität, Ernährung, Sprechfähigkeit – und über die allgemeine Gesundheit.

Ich hatte eine Patientin, 83, die zu mir sagte: „Ach, das sind doch nur noch die Reste.“ Zwei Jahre später hatte sie dank konsequenter Pflege wieder Freude am Essen. „Die Reste“ waren ihr ganzes Lächeln.

Schlechte Mundgesundheit ist kein unvermeidliches Merkmal des Alterns. Ein proaktiver, interdisziplinärer Ansatz erhöht die Wahrscheinlichkeit, auch im hohen Alter gute Mundgesundheit zu erhalten – und wirkt sich direkt auf Herz-Kreislauf-Gesundheit, Diabetes und Lebensqualität aus.

Die besonderen Herausforderungen

Mundtrockenheit (Xerostomie) Über 500 Wirkstoffe können Mundtrockenheit verursachen – darunter Blutdrucksenker, Antidepressiva und Diuretika. Weniger Speichel bedeutet höheres Karies- und Pilzinfektionsrisiko. Die AGS Beers Criteria 2023 weisen ausdrücklich auf die kumulative anticholinerge Belastung älterer Patienten hin, die Xerostomie begünstigt.

Wurzelkaries Wenn sich das Zahnfleisch zurückzieht, liegen Wurzeloberflächen frei – und diese sind deutlich weicher als Schmelz. Hochdosierte Fluorid-Zahnpasta mit 5000 ppm kann Wurzelkariesläsionen stabilisieren und ist bei Xerostomie oder erhöhtem Kariesrisiko empfehlenswert.

Nachlassende Motorik und Sehkraft Gründliche Zahnpflege wird mit zunehmendem Alter körperlich anspruchsvoller. Elektrische Zahnbürsten und Interdentalbürsten sind die wichtigsten Hilfsmittel – leichter handhabbar und nachweislich effektiver.

Prothesen und Teilprothesen Falscher Sitz verursacht Druckstellen, die im Alter schlechter heilen. Tägliche Reinigung und regelmäßige Anpassung sind unverzichtbar.

Pflege-Strategien im Überblick

- Elektrische Zahnbürste und Interdentalbürsten statt Zahnseide
- Fluoridhaltige Zahnpasta mit 5000 ppm gegen Wurzelkaries (verschreibungspflichtig)
- Ausreichend trinken, zuckerfreien Kaugummi kauen, Speichelersatzmittel nutzen
- Ernährung: ausreichend Eiweiß, Vitamin D, Kalzium – weiche, nährstoffreiche Kost bei Kauschwierigkeiten
- Recall alle 3–6 Monate, je nach Risikoprofil
- Bei Pflegebedürftigkeit: Zahnarztbesuche aktiv organisieren oder Hausbesuche ermöglichen

Implantate und Prothetik im Alter

Gut gepflegte Implantate sind auch im hohen Alter möglich und sicher. Entscheidend sind regelmäßige Kontrolle, schonende Reinigung und passende Prothesenauflagen. Dasselbe gilt für herausnehmbaren Zahnersatz: Tägliche Reinigung und regelmäßige Anpassung verhindern Druckstellen und Entzündungen.

Medikamente und Mundgesundheit – was jeder Zahnarzt wissen muss

Ältere Patienten nehmen oft mehrere Medikamente gleichzeitig. Für die Zahnmedizin besonders relevant:

Blutverdünner beeinflussen die Wundheilung nach Extraktionen und erfordern enge Absprache mit dem behandelnden Arzt.

Bisphosphonate, eingesetzt gegen Osteoporose und Knochenmetastasen, können in seltenen Fällen eine medikamenten-assoziierte Kiefernekrose (MRONJ) auslösen. Das Risiko ist deutlich geringer, wenn die Bisphosphonat-Therapie vor einem Eingriff für mehr als 90 Tage pausiert wird – bei Zoledronsäure zeigt sich ein relevanter Effekt erst ab einer Pause von über einem Jahr.

Cortison kann Pilzinfektionen im Mund begünstigen. **Anticholinergika** verstärken Mundtrockenheit.

All das sind keine Gründe, Medikamente abzusetzen – aber klare Gründe, den Zahnarzt vollständig über die aktuelle Medikation zu informieren.

Demenz und Mundgesundheit – ein Thema, das mir am Herzen liegt

Karies, Wurzelkaries und Parodontitis treten bei Menschen mit Demenz häufiger auf als bei kognitiv gesunden Gleichaltrigen. Zahnfleischbluten und Entzündungen sind weit verbreitet – und die Erkrankung kann umgekehrt auch den Verlauf einer Demenz beeinflussen.

Patienten mit fortschreitender Demenz verlieren die Fähigkeit zur Selbstpflege, können Schmerzen nicht mehr klar kommunizieren und reagieren auf Behandlung oft mit Abwehr. Frühzeitige Sanierung, einfache prothetische Versorgungen und die Schulung von Pflegekräften sind deshalb entscheidend – idealerweise, bevor die Demenz fortschreitet.

Mundgesundheit im Alter ist auch eine Frage der Pflegequalität. In Pflegeheimen ist sie oft katastrophal – nicht aus Bosheit, sondern aus Zeitmangel und fehlendem Wissen. Wer für sich selbst nicht mehr sorgen kann, braucht Menschen, die es für ihn tun. Dafür braucht es Schulung, Sensibilisierung und ein System, das Mundpflege als Grundversorgung begreift – nicht als Luxus.

Dental Longevity bedeutet auch: vorausschauend handeln, solange es noch geht.

■■ **Merksatz**

Zahngesundheit kennt keine Altersgrenze. Wer bis ins hohe Alter gut kauen, deutlich sprechen und frei lächeln kann, gewinnt jeden Tag an Lebensqualität – und das ist jede Mühe wert.

Literatur

Cheng W, Zhang D, Li Q et al (2025) Caries status in people with dementia: a systematic review. *J Clin Med* 14(5):1616

Nassar M et al (2023) High-fluoride toothpaste for root caries prevention in older adults. Zit. nach: NCCDP Oral Health in Dementia Care Evidence Review 2025

Ruiz López del Prado G et al (2019) Oral health status and need for oral care in an aging population: a systematic review. *J Clin Med* 8(11):1938

Sano M, Iijima Y, Yamada M et al (2025) Prevalence of bisphosphonate and denosumab use in elderly care facilities. *Cureus* 17(5):e83490

Solis-Barquero SM et al (2024) Oral health and older adults: a narrative review. *Dent J (Basel)* 12(2):30

Yaturu S et al (2025) Time since last intravenous bisphosphonate and risk of osteonecrosis of the jaw in osteoporotic patients. *Nature Communications* 16:4321

Wenn Hormone mitreden

Inhaltsverzeichnis

C. Alamouti, *Zahngesundheit als Schlüssel zur Langlebigkeit*,
https://doi.org/10.1007/978-3-662-73692-0_26

26

Der Mund hört mit, wenn der Körper spricht

Zahnmedizin wirkt oft mechanisch. Bohren, füllen, ersetzen. Aber der Körper funktioniert nicht mechanisch – er funktioniert hormonell. Und das merkt man manchmal früher im Mund als irgendwo sonst.

Eine Patientin, Anfang fünfzig, kam mit dem Gefühl, dass „irgendetwas anders" ist. Mehr Empfindlichkeit, trockenere Schleimhäute, gelegentliches Zahnfleischbluten. Die Pflege war unverändert, die Befunde zunächst unspektakulär. Die Veränderung lag nicht im Mund – sondern im System.

Menopause: wenn Östrogen schwindet

Der Rückgang des Östrogenspiegels in der Menopause beeinflusst die Funktion der Speicheldrüsen, führt zu vermindertem Speichelfluss und verändert die Zusammensetzung des Speichels. Ein niedrigerer oraler pH-Wert begünstigt das Wachstum pathogener Bakterien und erhöht das Parodontitisrisiko.

Unter den oralen Manifestationen der Menopause sind Xerostomie und verändertes Geschmacksempfinden am häufigsten, gefolgt von indirekten Auswirkungen auf die Parodontitis – belegbar durch 30 Studien aus den letzten fünf Jahren.

Wenn eine Patientin in der Perimenopause plötzlich vermehrt Zahnfleischbluten zeigt, obwohl sich an der Pflege nichts geändert hat, ist die Ursache nicht mangelnde Hygiene – es ist Biologie. Die richtige Antwort lautet nicht „besser putzen", sondern: Vitamin D prüfen, Stressfaktoren besprechen, Recall-Intervalle verkürzen und gegebenenfalls mit der Gynäkologin zusammenarbeiten.

Stress und Cortisol: der stille Brandbeschleuniger

Chronischer Stress hält den Körper in permanenter Alarmbereitschaft. Die anhaltende Aktivierung der Hypothalamus-Hypophysen-Achse durch Stress und erhöhte Cortisolspiegel fördert die Krankheitsprogression – unter anderem bei Parodontitis. Die Pathophysiologie wird vor allem durch erhöhtes Speichelcortisol vermittelt.

Die Kaumuskulatur reagiert darauf besonders empfindlich: Pressen und Knirschen werden zum nächtlichen Ventil für das, was tagsüber keinen Ausdruck findet. Parodontitis wird aktiver, Heilung langsamer.

Diabetes: die wichtigste hormonelle Systemerkrankung

Diabetes mellitus und Parodontitis stehen in einer bidirektionalen Beziehung: Diabetes verschlechtert Ausmaß und Schwere der Parodontitis – und umgekehrt beeinträchtigt Parodontitis die glykämische Kontrolle und den Diabetesverlauf. Das Parodontitisrisiko steigt bei Diabetikern um das Zwei- bis Dreifache.

Hormone über den gesamten Lebenszyklus

▪▪ Pubertät

Hormonelle Schwankungen bei Jugendlichen können Gingivitis begünstigen – selbst bei guter Mundhygiene. Das Zahnfleisch reagiert empfindlicher auf Biofilm, weil das Immunsystem hormonell umgebaut wird.

Schwangerschaft

Östrogen und Progesteron beeinflussen die Immunantwort, die orale Mikrobiota, die Knochendichte und Enzyme wie Kollagenase – und modulieren damit Zahnfleischentzündung und Parodontitisrisiko in jeder Lebensphase. Zahnfleischbluten in der Schwangerschaft ist häufig, aber nicht unvermeidlich – konsequente Mundhygiene und professionelle Zahnreinigung senken das Risiko deutlich.

Orale Kontrazeptiva

Die Pille kann Zahnfleischentzündungen begünstigen und die Reaktion auf Biofilm verändern – ähnlich wie in der Schwangerschaft, in geringerem Ausmaß.

Männer

Sinkende Testosteronspiegel ab dem 40. Lebensjahr können den Knochenstoffwechsel verlangsamen und die Heilung nach Extraktionen oder Implantationen beeinträchtigen.

Schilddrüse

Hypothyreose kann zu Mundtrockenheit, vergrößerter Zunge und verzögerter Wundheilung führen. Hyperthyreose beschleunigt den Knochenstoffwechsel und kann parodontalen Knochenabbau fördern.

Anabolika

Im Fitnessbereich leider verbreitet – mit teils massiven Auswirkungen auf Kieferknochen, Zahnfleisch und Speicheldrüsen.

Was ich mir von der interdisziplinären Zusammenarbeit wünsche

Dass Gynäkologen ihre Patientinnen in der Perimenopause routinemäßig an den Zahnarzt verweisen. Dass Endokrinologen bei Schilddrüsenproblemen an die Mundgesundheit denken. Dass Diabetologen Parodontitis als Komorbiditätsfaktor ernst nehmen.

Dental Longevity ist Teamarbeit – und die Teams müssen besser zusammenspielen.

Kernaussage

Der Mund ist kein isoliertes System. Hormone sind Regisseure im Hintergrund – wer sie ignoriert, versteht nur die halbe Geschichte.

Literatur

Baumeister SE, Reckelkamm SL, Grabe HJ et al (2023) Cortisol and periodontitis: prospective observational and Mendelian randomization studies. *Front Endocrinol* 14:1100985

Ciesielska A, Kusiak A, Ossowska A, Grzybowska ME (2022) Changes in the oral cavity in menopausal women: a narrative review. *Int J Environ Res Public Health* 19(1):253

Da-Cas CD, Bhatt AG, Tiwari BS et al (2024) Risk factors for temporomandibular disorders: a systematic review. *J Oral Rehabil* 51(3):448–468

Labunet A, Objelean A, Kui A et al (2025) Oral manifestations in menopause: a scoping review. *Medicina* 61(5):837

Păunică I, Giurgiu M, Dumitriu AS et al (2023) The bidirectional relationship between periodontal disease and diabetes mellitus: a review. *Diagnostics* 13(4):681

Ranbhise JS, Ju S, Singh MK et al (2025) Chronic inflammation and glycemic control: exploring the bidirectional link between periodontitis and diabetes. *Dent J* 13(3):100

Hightech, Biologie und Zukunft

Inhaltsverzeichnis

Minimalinvasive Zahnmedizin

Inhaltsverzeichnis

C. Alamouti, *Zahngesundheit als Schlüssel zur Langlebigkeit*,
https://doi.org/10.1007/978-3-662-73692-0_27

Das Ende der „Bohrer-Mentalität"

Früher hieß es oft: „Einmal Loch, immer Füllung – und irgendwann Krone." Jeder Eingriff nahm ein Stück gesunder Zahnsubstanz weg – und was einmal weg ist, kommt nicht wieder.

Heute denken wir anders: So viel Natur wie möglich erhalten. Minimalinvasiv bedeutet nicht „wir machen fast nichts" – es bedeutet:

- **Früh erkennen**, bevor Schäden groß werden
- **Gezielt eingreifen**, nur dort, wo nötig
- **Sanfte Methoden** nutzen, die Substanz schonen und Funktion erhalten

Die wichtigsten Werkzeuge moderner Zahnerhaltung

Früherkennung statt Warten Hochauflösende Intraoralkameras und Laserdiagnostik erkennen Karies bereits im Frühstadium. In vielen Fällen kann durch Remineralisation oder Versiegelung auf den Bohrer ganz verzichtet werden.

Peptidgesteuerte Regeneration (P11-4/ Curodont) Das selbstorganisierende Peptid P11-4 wandert in die poröse Struktur einer beginnenden Karies und bildet dort ein dreidimensionales Gerüst, an dem sich Kalzium und Phosphat aus dem Speichel anlagern. Der Zahn repariert sich sozusagen von innen – ohne Bohrer, ohne Schmerzen, ohne ästhetische Beeinträchtigung. Eine systematische Übersicht mit Meta-Analyse zeigt, dass Curodont Repair im Vergleich zur Kontrollgruppe den Anteil arretierter Kariesläsionen deutlich erhöht und die Läsionsgröße im Schnitt um rund ein Drittel reduziert. In einer randomisiert-kontrollierten Studie zeigte die Kombination aus P11-4 und Fluoridlack nach sechs Monaten ein um 60 % geringeres Risiko für Kariesprogression als Fluoridlack allein. Besonders geeignet für Frühstadien an Glattflächen und Fissuren sowie für White-Spot-Läsionen nach kieferorthopädischer Behandlung.

Icon-Infiltration bei beginnender Approximalkaries Bei Karies zwischen den Zähnen – auf dem Röntgenbild sichtbar, aber noch ohne Einbruch in die Oberfläche – kann ein dünnflüssiger Kunststoff in die poröse Schmelzstruktur infiltriert werden und die Läsion versiegeln. Kein Bohrer, keine Betäubung, ein Termin. In einer 7-Jahres-Langzeitstudie schritten nur 9 % der mit Icon infiltrierten Läsionen fort, gegenüber 45 % in der Kontrollgruppe – eine relative Risikoreduktion von 80 %.

Fissurenversiegelung Die Fissuren der Backenzähne – tiefe Rillen auf der Kaufläche – sind die häufigste Stelle für Karies bei Kindern und Jugendlichen. Eine Versiegelung verschließt diese Rillen mit einem dünnflüssigen Kunststoff und reduziert das Kariesrisiko deutlich. Der Eingriff dauert Minuten, ist schmerzfrei und kostet einen Bruchteil einer späteren Füllung – Prävention in ihrer reinsten Form.

Schonende Restauration Statt großflächig auszuschleifen, werden ausschließlich die erkrankten Stellen entfernt und präzise aufgefüllt. Keramik-Inlays oder Teilkronen erhalten mehr natürliche Zahnsubstanz als klassische Vollkronen.

Fallbeispiel 27.1

Ein Patient kam mit einer tiefen Karies am Schneidezahn. Vor zehn Jahren hätte das eine Krone bedeutet – mit entsprechendem Substanzverlust. Heute konnte ich die kariöse Stelle minimal entfernen und mit einer direkt modellierten Kompositrestauration aufbauen. Der Zahn sieht aus wie vorher, fühlt sich an wie vorher – und hat rund 90 % seiner natürlichen Substanz behalten. In zehn Jahren lässt sich die Restauration erneuern. Eine Krone hätte den Zahn hingegen irreversibel verändert.

Auch Implantate profitieren

Minimalinvasives Denken endet nicht beim natürlichen Zahn: Schonende Implantatsetzung reduziert das chirurgische Trauma und verkürzt die Heilungszeit. Digitale Planung sorgt für präzise Positionierung – ohne unnötigen Knochenabtrag.

Ihr Beitrag

Früh und regelmäßig zur Kontrolle kommen – je früher der Befund, desto kleiner der Eingriff. Und: Nicht warten, bis es schmerzt. Schmerz ist in der Zahnmedizin fast immer ein spätes Signal.

▪▪ Merksatz

Minimalinvasive Zahnmedizin ist wie eine sanfte Renovierung statt einer Komplettsanierung – das Original bleibt erhalten, und das so lange wie möglich. Jeder gesparte Millimeter Zahnsubstanz verlängert die Lebensdauer des Zahns um Jahre oder Jahrzehnte.

Literatur

Alkilzy M, Santamaría RM, Schmoeckel J, Splieth CH (2018) Self-assembling peptide P11-4 and fluoride for regenerating enamel. *J Dent Res* 97(2):148–154

Keeper JH, Skaret E, Thakkar-Samtani M et al (2023) Systematic review and meta-analysis on the effect of self-assembling peptide P11-4 on arrest, cavitation, and progression of initial caries lesions. *J Am Dent Assoc* 154(7):580–591

Paris S, Bitter K, Krois J, Meyer-Lueckel H (2020) Seven-year efficacy of proximal caries infiltration – Randomized clinical trial. *J Dent* 93:103277

Schwendicke F, Splieth C, Breschi L et al (2023) Resin infiltration of non-cavitated proximal caries lesions in primary and permanent teeth: a systematic review and scenario analysis of randomized controlled trials. *J Clin Med* 12(2):727

Sharaf AM, El Shehaby FA, Riad MI et al (2024) Evaluation of the remineralization potential of self-assembling peptide P11-4 with fluoride compared to fluoride varnish in the management of incipient carious lesions: a randomized controlled clinical trial. *Clin Oral Investig* 28(8):448

Laserzahnmedizin

Inhaltsverzeichnis

C. Alamouti, *Zahngesundheit als Schlüssel zur Langlebigkeit*,
https://doi.org/10.1007/978-3-662-73692-0_28

Wenn Licht heilt

Laser in der Zahnmedizin sind längst keine Science-Fiction mehr. Heute setzen wir sie ein, um Gewebe millimetergenau zu bearbeiten, Bakterien zu eliminieren und Wundheilung zu fördern – oft mit weniger Schmerzen, weniger Blutung und schnellerer Regeneration als bei klassischen Methoden.

Das Prinzip: Laser erzeugen gebündeltes Licht einer bestimmten Wellenlänge, das je nach Einstellung Gewebe schneidet oder abträgt, Bakterien zerstört oder Heilungsprozesse stimuliert. Entscheidend ist: Alles passiert kontaktlos und hochpräzise – nur der Bereich, der behandelt werden soll, wird beeinflusst.

Die Lasertypen und ihre Stärken

Nicht jeder Laser ist gleich. Die vier wichtigsten Systeme in der Zahnmedizin decken unterschiedliche Indikationen ab:

- **Er:YAG-Laser** eignen sich besonders für die Bearbeitung von Hartgewebe – Schmelz und Dentin – und können in bestimmten Fällen den Bohrer ersetzen.
- **Diodenlaser** sind ideal für Weichgewebechirurgie: Zahnfleischkorrekturen, Frenektomien, Behandlung von Aphthen und Herpes.
- **CO_2-Laser** werden für größere chirurgische Eingriffe eingesetzt.
- **Nd:YAG-Laser** können in der Parodontaltherapie zur Taschendesinfektion beitragen.

Einsatzgebiete in der modernen Praxis

Parodontalbehandlung Reduktion von Zahnfleischtaschen und Keimzahl als Ergänzung zur mechanischen Reinigung. In einer aktuellen Umbrella Review zeigte sich für Er:YAG-Laser als Ergänzung zur konventionellen nicht-chirurgischen Parodontaltherapie allerdings nur eine schwache Evidenz; der klinische Zusatznutzen gegenüber der Standardtherapie bleibt uneindeutig.

Endodontie Desinfektion schwer zugänglicher Seitenkanäle – senkt das Risiko für verbliebene Bakterienherde bei Wurzelkanalbehandlungen.

Chirurgie Minimalinvasive Schnitte bei Lippen- oder Zungenbändchen, kleinen Schleimhautveränderungen oder Gewebekorrekturen – weniger Blutung, oft ohne Nähte.

Ästhetik Zahnfleischkonturierung für ein harmonisches Lächeln; schonendes Bleaching mit spezieller Laseraktivierung.

Photobiomodulation (Low-Level-Lasertherapie) Schmerz- und Entzündungsreduktion, Beschleunigung der Heilung nach chirurgischen Eingriffen oder Implantationen. Eine systematische Übersicht mit Meta-Analyse aus 26 Studien an 571 Patienten zeigte, dass Photobiomodulation die Knochendichte im Implantatbereich signifikant erhöht und die Implantatstabilität (gemessen mit Periotest) verbessert – während Überlebensrate und marginaler Knochenabbau vergleichbar zur Kontrollgruppe blieben.

Fallbeispiel

Eine Patientin mit ausgeprägter Spritzenangst brauchte eine kleine Zahnfleischkorrektur. Mit dem Diodenlaser konnten wir den Eingriff schmerzarm und ohne Lokalanästhesie durchführen. Sie war überrascht und erleichtert. Nicht jeder Fall eignet sich für den Laser, aber wenn er passt, verändert er das Behandlungserlebnis grundlegend.

Was Laser nicht können

Laser ersetzen nicht die Diagnose, nicht die Planung und nicht das Gespräch mit dem Patienten. Ein Laser ist ein Werkzeug – ein exzellentes, präzises, vielseitiges Werkzeug –, aber kein Ersatz für zahnärztliches Denken.

Die Investitionskosten sind erheblich, weshalb nicht jede Praxis über Laser verfügt. Das ist kein Qualitätsmerkmal: Es gibt hervorragende Zahnmedizin ohne Laser und mittelmäßige mit. Ob der Mehrpreis einer Laserbehandlung gerechtfertigt ist, hängt von der Indikation ab. Bei einer kleinen Zahnfleischkorrektur oder Frenektomie kann der Laser die Behandlung so vereinfachen, dass der Aufpreis durch weniger Folgetermine und schnellere Heilung aufgewogen wird. Bei einer Routinefüllung ist der konventionelle Weg oft genauso gut.

Vorteile für Patienten

- Weniger oder keine Spritzen nötig (je nach Eingriff)
- Reduziertes Blutungs- und Infektionsrisiko
- Kürzere Heilungszeit
- Oft angenehmere Behandlung für sensible Patienten

Ausblick

Ich sehe den Laser als künftiges Standardwerkzeug in jeder Praxis – so selbstverständlich wie heute das Winkelstück. Die Geräte werden kleiner, vielseitiger und erschwinglicher. Die Kombination von Laser und digitaler Diagnostik wird Behandlungen noch gezielter und minimalinvasiver machen – zum Beispiel durch die selektive Entfernung erkrankter Zahnsubstanz unter visueller Kontrolle, Schicht für Schicht.

Merksatz

Laserzahnmedizin ist wie ein Präzisionswerkzeug im Werkzeugkasten – nicht immer nötig, aber unschlagbar, wenn es um schonende, effektive Behandlung geht.

Literatur

Aoki A, Mizutani K, Taniguchi Y et al (2024) Current status of Er:YAG laser in periodontal surgery. *Jpn Dent Sci Rev* 60:1–14

Gufran K, Alqahtani AS, Alasqah M et al (2024) Effect of Er:YAG laser therapy in non-surgical periodontal treatment: an umbrella review. *BMC Oral Health* 24:1347

Saini RS, Kanji MA, Okshah A et al (2024) Comparative efficacy of photobiomodulation on osseointegration in dental implants: a systematic review and meta-analysis. *Photodiagnosis Photodyn Ther* 48:104256

Singhania A, Borle A, Godbole S, Sathe S (2025) The effect of photobiomodulation therapy on implant stability in patients receiving dental implants – a systematic review and meta-analysis. *BMC Oral Health* 25:983

Vagdouti T, Theodoridis C, Tseleki G et al (2023) Long-term clinical outcomes of Er:YAG or Er,Cr:YSGG lasers utilized as monotherapy or as adjuncts to mechanical therapy in the treatment of chronic periodontitis: a systematic review. *Laser Dent Sci* 7(1):1–16

Regenerative Methoden und Eigenbluttherapie

Inhaltsverzeichnis

C. Alamouti, *Zahngesundheit als Schlüssel zur Langlebigkeit*,
https://doi.org/10.1007/978-3-662-73692-0_29

Heilung mit System – ohne Fremdstoffe

In der modernen Zahnmedizin nutzen wir nicht nur Technik und Materialien, sondern auch die erstaunliche Regenerationskraft des Körpers selbst. Das Ziel: Entzündungen schneller stoppen, Knochenaufbau fördern und Weichgewebe stabilisieren – möglichst biokompatibel, ohne unnötige Fremdsubstanzen.

Was mich an der regenerativen Zahnmedizin am meisten fasziniert, ist die Veränderung der Denkweise: Statt nur zu reparieren, was kaputt ist, unterstützen wir den Körper dabei, sich selbst zu heilen.

Eigenbluttherapie: PRF und PRP

Die bekannteste Form ist **PRF (Platelet-Rich Fibrin)** – seltener auch PRP (Platelet-Rich Plasma). Aus einer kleinen Blutprobe wird in einer speziellen Zentrifuge der plättchenreiche Anteil gewonnen. Dieses Konzentrat enthält Wachstumsfaktoren und Proteine, die direkt ins Operationsgebiet eingebracht werden – etwa bei Implantationen oder Knochenaufbauten.

▪▪ Die Evidenz stützt den klinischen Nutzen

Eine Meta-Analyse aus zehn randomisiert-kontrollierten Studien zeigte, dass PRF die Implantatstabilität nach der Operation erhöht, die Knochenheilung beschleunigt und die Neubildung von Knochen am Implantationsort fördert. Eine weitere systematische Übersicht zu periimplantären Weichgeweben belegt: PRF erhöht die Breite der keratinisierten Mukosa und die Dicke des periimplantären Weichgewebes – bei gleichzeitig hoher methodischer Heterogenität der Studien.

Fallbeispiel

Herr W., 64, bei dem ein Sinuslift geplant war. Wir ergänzten die Behandlung mit PRF-Membranen aus seinem eigenen Blut. Die Heilung verlief so problemlos, dass er seinen Kontrolltermin fast vergessen hätte. Solche Verläufe sind kein Einzelfall, sondern die Regel, wenn die Technik sauber angewendet wird.

Die emotionale Komponente ist dabei nicht zu unterschätzen: Patienten, die wissen, dass ihr eigenes Blut in die Heilung eingebaut wird, haben oft ein ganz anderes Vertrauen in den Prozess. Es ist ihr Körper, der die Heilung übernimmt – kein fremdes Material.

Anwendungsgebiete im Überblick

Implantatchirurgie – beschleunigte Einheilung, bessere Knochenanlagerung

Knochenaufbau (GBR, Sinuslift) – Unterstützung beim Einwachsen von Knochenersatzmaterial

Parodontaltherapie – Förderung der Regeneration von Zahnfleisch und parodontalen Fasern

Weichgewebsaufbau – harmonischere Zahnfleischkonturen, bessere Heilung bei Rezessionen

Weitere regenerative Bausteine

Knochenersatzmaterialien (synthetisch, tierisch oder aus Eigenknochen) dienen als Gerüst, das vom Körper mit neuem Knochen durchwachsen wird. Die Wahl richtet sich nach Defektgröße, Vorerkrankungen und Patientenwunsch.

Hyaluronsäure fördert die Gewebeheilung, spendet Feuchtigkeit und wirkt entzündungshemmend – besonders im Zahnfleischbereich.

Photobiomodulation (Low-Level-Lasertherapie) stimuliert die Mitochondrien in den Zellen und liefert so zusätzliche Energie für den Heilungsprozess (siehe ▶ Kap. 28).

Gesteuerte Knochenregeneration (GBR) ist die älteste und bewährteste regenerative Technik: Eine Membran hält das schnell wachsende Weichgewebe zurück und gibt dem langsamer wachsenden Knochen Zeit, den Defekt zu füllen. In Kombination mit PRF und Knochenersatzmaterial lassen sich auch größere Defekte vorhersagbar rekonstruieren. Ich nutze diese Kombination routinemäßig bei Implantationen mit gleichzeitigem Knochenaufbau.

Am Horizont: ergänzende Verfahren

Hyperbare Sauerstofftherapie (HBOT) wird in spezialisierten Kliniken wie der White Clinic in Lissabon eingesetzt, um die Wundheilung nach komplexen Eingriffen zu beschleunigen. Die Idee: Sauerstoff unter erhöhtem Druck fördert die Zellregeneration und hemmt anaerobe Bakterien. Die Evidenz für zahnmedizinische Anwendungen wächst, ist aber noch nicht auf Leitlinienniveau.

Kryotherapie und Wasserstoffinhalation sind weitere experimentelle Ansätze, die in integrativen Praxen erprobt werden – interessant, aber mit klarem Forschungsbedarf.

Stammzellforschung verfolgt die Vision, eines Tages ganze Zahnstrukturen aus patienteneigenen Zellen zu regenerieren. Noch Zukunftsmusik – aber eine faszinierende.

Worauf Patienten achten sollten

- Erfahrung des Behandlers mit PRF- und Knochenaufbautechniken
- Sterile, standardisierte Aufbereitung (z. B. geschlossene Zentrifugen-Systeme)
- Realistische Erwartungen – Regeneration ist ein Prozess, kein Zaubertrick über Nacht

Ausblick

Die Zukunft der regenerativen Zahnmedizin liegt in der **Kombination**: PRF plus Knochenersatzmaterial plus gesteuerter Knochenregeneration plus digitaler Planung. Jede Komponente für sich ist wertvoll – zusammen ergeben sie ein System, das vorhersagbare Ergebnisse liefert und die Patientenbelastung minimiert.

In fünf bis zehn Jahren werden bioaktive Materialien hinzukommen, die nicht nur als Gerüst dienen, sondern aktiv Wachstumsfaktoren freisetzen und die Regeneration gezielt steuern. Vieles, was heute noch nach Science-Fiction klingt – zahnstimulierende Proteine, bioaktive Gerüste, vielleicht sogar nachwachsende Zahnstrukturen –, könnte dann klinische Realität sein.

▪▪ Merksatz

Ihr Körper ist oft der beste Heiler – moderne Zahnmedizin weiß, wie man dieses Potenzial optimal nutzt.

Literatur

Alfaraj TMA, Al-Hamdan KS, Anil S (2025) Platelet-rich fibrin as a true bone graft substitute: a systematic review and meta-analysis of its osteogenic potential in dental and maxillofacial surgery. *Cureus* 17(8):e68429

Feng M, Wang Y, Zhang P et al (2023) Clinical application of platelet-rich fibrin to enhance dental implant stability: a systematic review and meta-analysis. *Heliyon* 9(2):e13196

Kotsakis GA, Zampelli A, Beikler T et al (2025) Does platelet-rich fibrin enhance the outcomes of peri-implant soft tissues?A systematic review *BMC Oral Health* 25:615

Miron RJ, Moraschini V, Estrin N et al (2025) Autogenous platelet concentrates for treatment of intrabony defects – a systematic review with meta-analysis. *Periodontol 2000* 97(1):153–190

Miron RJ, Moraschini V, Estrin NE et al (2025) Periodontal regeneration using platelet-rich fibrin. Furcation defects: a systematic review with meta-analysis. *Periodontol 2000* 97(1):191–214

Lichttherapie und Photobiomodulation

Inhaltsverzeichnis

C. Alamouti, *Zahngesundheit als Schlüssel zur Langlebigkeit*,
https://doi.org/10.1007/978-3-662-73692-0_30

Warum Licht mehr kann, als nur Räume zu erhellen – es kann Heilung anstoßen

In der modernen Zahnmedizin nutzen wir Photobiomodulation, also niedrigenergetisches LED- oder Laserlicht, um biologische Prozesse gezielt zu aktivieren.

Wie funktioniert das? Das Licht dringt in Gewebe und Zellen ein, wo es die Mitochondrien – die kleinen Kraftwerke der Zellen – anregt. Ergebnis: mehr Energieproduktion (ATP), weniger Entzündung, schnellere Regeneration.

Ein Hightech-Beispiel: Das ATP38®-System von Biotech Dental ist so etwas wie der „Porsche" unter den Therapiegeräten.

Ein ergonomischer, beweglicher Arm bringt die LED-Panels exakt dorthin, wo sie gebraucht werden – im Gesicht, im Mundbereich oder am Kiefer.

Es handelt sich um eine athermale Technologie: kein Hitzegefühl, sondern sanfte, schmerzfreie Anwendung.

Drei Panels mit sechs Wellenlängen (452–875 nm) decken ein breites biologisches Spektrum ab. Über 150 Programme, davon mehr als 30 speziell für die Zahnmedizin, können individuell angepasst werden. Dauer: meist nur 2–20 min – kurz, alltagstauglich, effizient.

Anwendungsgebiete:

Nach Implantationen oder chirurgischen Eingriffen → weniger Schwellung, schnellere Heilung Parodontitis- oder Periimplantitis-Behandlungen → entzündungshemmende Wirkung Kiefergelenksschmerzen → Schmerzlinderung ohne Medikamente Weichgewebsaufbau → z. B. für harmonischere Zahnfleischkonturen Die Evidenz: Es

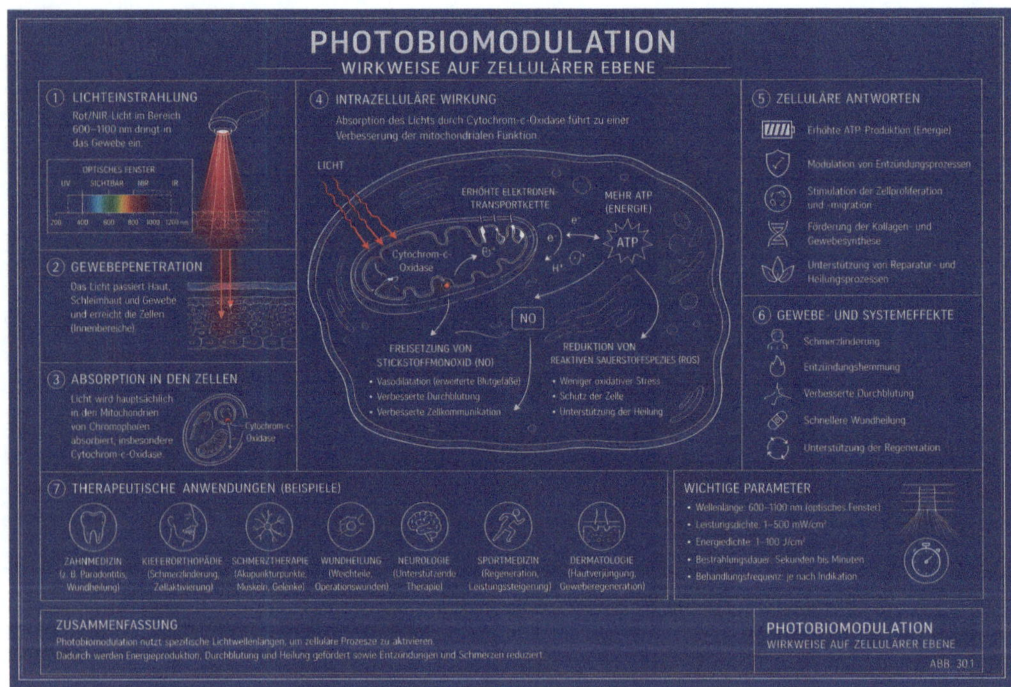

Abb. 30.1 Photobiomodulation – Wirkweise auf zellulärer Ebene. Rot- und Nahinfrarotlicht dringen in das Gewebe ein, werden in den Mitochondrien durch Cytochrom-c-Oxidase absorbiert und führen zu erhöhter ATP-Produktion, Modulation von Entzündung und verbesserter Geweberegeneration

gibt viele vielversprechende Studien, doch die Datenlage ist noch nicht flächendeckend so robust wie bei etablierten Verfahren. Viele Patient:innen berichten von deutlichen Verbesserungen, andere spüren wenig Unterschied. Entscheidend ist: schädlich ist es nicht – aber es sollte als Ergänzung, nicht als Ersatz gesehen werden.

Merksatz: Photobiomodulation ist wie ein Energieschub für die Zellen – Hightech, schmerzfrei, sicher. Aber Wunder sollte man nicht erwarten, eher eine sanfte Unterstützung auf dem Weg zur Heilung.

In einigen Praxen nutzen die Zahnärzte bereits PBM-Systeme wie das ATP38® von Biotech Dental. Diese Geräte bestrahlen das Operationsgebiet mit definierten Wellenlängen und Energiedichten – standardisiert, reproduzierbar, evidenzbasiert dokumentiert. Die Anwendung dauert wenige Minuten und ist für den Patienten nicht spürbar.

Die aktuelle Studienlage ist vielversprechend, aber differenziert. Für einzelne Anwendungen – etwa nach Implantatinsertion, nach chirurgischen Eingriffen oder bei Mukositis – zeigen sich konsistent positive Effekte auf Schwellung, Schmerz und Heilungstempo. Für andere Indikationen, wie die Behandlung von Parodontitis oder Kiefergelenkbeschwerden, ist die Datenlage weniger eindeutig. Die Methode ist vielversprechend und in der Regel gut verträglich, sollte derzeit aber als ergänzende Maßnahme verstanden werden – nicht als Ersatz bewährter Standardtherapien.

Ein Fallbeispiel: Frau S., 55, hatte nach einer Implantation im Oberkiefer moderate Schwellung und Druckschmerz. Wir setzten PBM unmittelbar nach dem Eingriff ein und wiederholten die Anwendung am dritten und fünften Tag. Ihr subjektives Schmerzempfinden war deutlich geringer als bei einer vergleichbaren früheren Implantation ohne PBM. Natürlich ist ein einzelner Fall kein Beweis – aber die Summe solcher Erfahrungen, kombiniert mit der wachsenden Studienlage, spricht dafür, PBM als sinnvolle Ergänzung in das Behandlungsprotokoll aufzunehmen.

Worauf ich in meiner Praxis achte: PBM ist kein Allheilmittel und kein Marketinginstrument. Es ist ein evidenzbasiertes Adjunkt mit definierten Indikationen. Ich setze es gezielt ein – nach Implantationen, bei postoperativer Schwellung, bei Mukositis um Implantate und bei Patienten mit verlangsamter Heilung. Die Erwartung muss realistisch sein: PBM ersetzt keine Antibiotikatherapie, keine chirurgische Revision und kein professionelles Wundmanagement. Aber es kann die Heilung beschleunigen und den Komfort verbessern – und das ist für viele Patienten ein relevanter Unterschied.

Für die Zukunft sehe ich PBM als integralen Bestandteil des postoperativen Protokolls – so selbstverständlich wie Kühlung oder Schmerzmedikation. Die Technologie wird kleiner, günstiger und standardisierter. Möglicherweise werden Patienten eines Tages kleine PBM-Geräte für die Heimanwendung erhalten, die nach Eingriffen die Heilung zu Hause unterstützen. Die Grundlagen dafür werden heute gelegt.

Ein wichtiger Hinweis zur Sicherheit: PBM mit zertifizierten Medizinprodukten und standardisierten Protokollen ist von Do-it-yourself-Anwendungen mit unkontrollierten LED-Geräten aus dem Internet strikt zu unterscheiden. Falsche Wellenlängen, zu hohe Energiedichten oder ungeeignete Anwendungsdauer können mehr schaden als nutzen. PBM gehört in die Hände geschulter Behandler.

Literatur

Arshad M, Jensen T, Stephansen C et al (2025) Effect of photobiomodulation therapy on implant stability: a systematic review and meta-analysis. Lasers Med Sci 40(1):12

Tæbøe M, Outstanding H, Jensen SB (2023) Photobiomodulation as adjunct to scaling and root planing: a systematic review. J Periodontol 94(5):612–625

Ozontherapie

Inhaltsverzeichnis

C. Alamouti, *Zahngesundheit als Schlüssel zur Langlebigkeit*,
https://doi.org/10.1007/978-3-662-73692-0_31

Das Prinzip: antimikrobiell durch Oxidation

Ozon ist ein instabiles, aus drei Sauerstoffatomen bestehendes Molekül, das Bakterien, Viren und Pilze durch Oxidation ihrer Zellmembranen abtöten kann – ohne gesundes Gewebe zu schädigen, sofern korrekt dosiert. Die antimikrobiellen Eigenschaften sind unstrittig und werden in der Medizin seit über hundert Jahren genutzt.

In der Zahnmedizin wird Ozon in drei Formen eingesetzt: **gasförmig** (zur Desinfektion von Kavitäten und Zahnfleischtaschen), als **ozonisiertes Wasser** (zur Spülung) und als **ozonisiertes Öl oder Gel** (zur Wundauflage). Jede Form hat ihre spezifische Indikation – die Dosierung muss sorgfältig kontrolliert werden, da zu hohe Konzentrationen Schleimhäute reizen können.

Einsatzgebiete und Evidenzlage

Parodontitis Eine Meta-Analyse aus 13 randomisiert-kontrollierten Studien mit 655 Patienten zeigt, dass Ozon als Ergänzung zur mechanischen Parodontaltherapie signifikante Verbesserungen der Taschentiefe und des Gingiva-Index bewirkt. Es wird entweder als Spülung mit ozonisiertem Wasser oder als Gas direkt in die Tasche appliziert – immer zusätzlich zum Scaling und Root Planing, nicht als Ersatz.

Kariesbehandlung

Hier ist die Evidenz gemischter. Eine systematische Übersicht mit Meta-Analyse kam zu dem Schluss, dass die Evidenz aus randomisierten Studien derzeit nicht ausreicht, um Ozon routinemäßig zur Kariesbehandlung zu empfehlen – gut durchgeführte Studien sollen vor allem die antimikrobiellen Effekte präziser messen.

Endodontie Desinfektion von Wurzelkanälen, insbesondere bei schwer zugänglichen Seitenkanälen. Neuere Studien zeigen, dass Ozon während endodontischer Behandlungen postoperative Schmerzen reduzieren kann; ozonisierte Materialien sind außerdem vielversprechend bei Dentinhypersensibilität.

Periimplantitis und periimplantäre Mukositis Eine systematische Übersicht sieht Ozon als potenziell wirksame adjuvante Option bei Parodontitis und Periimplantitis – wegen seiner desinfizierenden Wirkung auf Bakterien im Wurzelkanal, bei Gingivitis und bei Kariesläsionen.

Postoperative Wundheilung Nach chirurgischen Eingriffen – etwa Extraktionen oder FDOK-Sanierungen – kann Ozon die Sauerstoffversorgung im Gewebe verbessern und die Heilung beschleunigen. Die Datenlage ist hier vielversprechend, aber nicht einheitlich.

Eine ehrliche Einordnung

Ozon polarisiert: In der komplementären Zahnmedizin hat es eine treue Anhängerschaft, in der universitären Lehre deutlich mehr Skeptiker. Die Wahrheit liegt – wie so oft – dazwischen.

■■ Was Ozon kann

die Keimbelastung schnell senken – etwa in tiefen Kavitäten vor der Füllung, in entzündeten Zahnfleischtaschen oder bei der Wundpflege nach Eingriffen.

■■ Was Ozon nicht kann

strukturelle Schäden reparieren, fortgeschrittenen Knochenabbau umkehren, eine Wurzelbehandlung oder eine strukturierte Parodontaltherapie ersetzen. Es ist ein **Adjunkt**, kein eigenständiges Behandlungskonzept.

Ich selbst setze Ozon in meiner Praxis nicht ein – nicht, weil ich es ablehne, sondern weil ich mit etablierten Verfahren gute und reproduzierbare Ergebnisse erziele. Das bedeutet nicht, dass Ozon nichts taugt. Es bedeutet nur: Ein Werkzeug muss zur Praxis und zum Gesamtkonzept passen. Wer Ozon einsetzt, sollte geschult sein, die Indikationen kennen, die Grenzen transparent kommunizieren und realistische Erwartungen setzen. Wer es ablehnt, sollte die vorhandene Evidenz nicht pauschal ignorieren.

Sicherheit

Die Sicherheit von Ozon ist bei korrekter Anwendung gut: Die in der Zahnmedizin verwendeten Konzentrationen liegen deutlich unter der Toxizitätsschwelle für menschliches Gewebe. Allergische Reaktionen sind nicht beschrieben, da Ozon kein Protein ist und keine Immunantwort auslöst. Die Hauptgefahr liegt in der unsachgemäßen Anwendung: Zu hohe Konzentrationen können Schleimhäute reizen, zu lange Expositionszeiten das Gewebe oxidativ belasten. Ozontherapie gehört deshalb in die Hände geschulter Behandler mit geeichter Technik.

■■ Kernaussage

Ozon ist kein Wundermittel – aber auch kein Scharlatan-Trick. Es ist ein Werkzeug mit definierten Stärken in der antimikrobiellen Therapie, das in der richtigen Hand und bei der richtigen Indikation einen Mehrwert bieten kann. Transparenz über Stellenwert und Grenzen ist entscheidend.

Literatur

Ambrosio F, Caggiano M, Acerra A et al (2023) Is ozone a valid adjuvant therapy for periodontitis and peri-implantitis? A systematic review *J Pers Med* 13(4):646

Gallo S, Scribante A (2025) Ozone in dentistry: an updated overview of current applications and future perspectives. *Curr Oral Health Rep* 12(1):18–34

Rapone B, Inchingolo AD, Pezzolla C et al (2025) Efficacy of ozone therapy in dentistry with approach of healing, pain management, and therapeutic outcomes: a systematic review of clinical trials. *BMC Oral Health* 25:412

Santos PS, Ferreira MC, Nunes TM et al (2021) Effectiveness and safety of ozone therapy in dental caries treatment: systematic review and meta-analysis. *J Evid Based Dent Pract* 21(2):101520

Veneri F, Filippini T, Consolo U et al (2024) Ozone treatment for the management of caries in primary dentition: a systematic review of clinical studies. *Dent J* 12(3):76

Zhang Y, Chen X, Li M et al (2025) Effects of ozone therapy as an adjuvant in the treatment of periodontitis: a systematic review and meta-analysis. *BMC Oral Health* 25:287

Ästhetik und Funktion

Inhaltsverzeichnis

C. Alamouti, *Zahngesundheit als Schlüssel zur Langlebigkeit*,
https://doi.org/10.1007/978-3-662-73692-0_32

32

Mehr als nur „schöne Zähne"

Ein Lächeln kann Türen öffnen – beruflich, privat, zwischenmenschlich. Aber Ästhetik allein reicht nicht. Ein Zahn, der nur schön aussieht, aber funktionell nicht stimmt, wird nicht lange halten. Deshalb gilt: **Ästhetische Harmonie und funktionelle Stabilität gehören zusammen.**

Die Balance zwischen Form und Funktion

Funktion bedeutet: Der Biss verteilt Kräfte gleichmäßig, ohne einzelne Zähne zu überlasten.

Ästhetik bedeutet: Form, Farbe und Proportionen passen zu Gesicht, Lippen und Mimik.

Harmonie entsteht aus beidem – aus dem Zusammenspiel von Zähnen, Zahnfleisch und Lippen, das über die Wirkung wie auch über das Wohlgefühl beim Sprechen und Kauen entscheidet.

Ein perfektes Lächeln nützt wenig, wenn der Biss nicht stimmt. Veneers, die die Ästhetik verbessern, aber die Okklusion stören, können Bruxismus, Kiefergelenksbeschwerden und Kopfschmerzen auslösen. Deshalb beginnt bei mir jede größere ästhetische Behandlung mit einer **Funktionsanalyse**: Wo steht der Biss? Wie bewegt sich der Unterkiefer? Gibt es Frühkontakte, die beseitigt werden müssen? Ästhetik ohne Funktion ist wie ein schönes Auto ohne Motor – es sieht gut aus, aber es fährt nicht.

Das moderne Werkzeugset

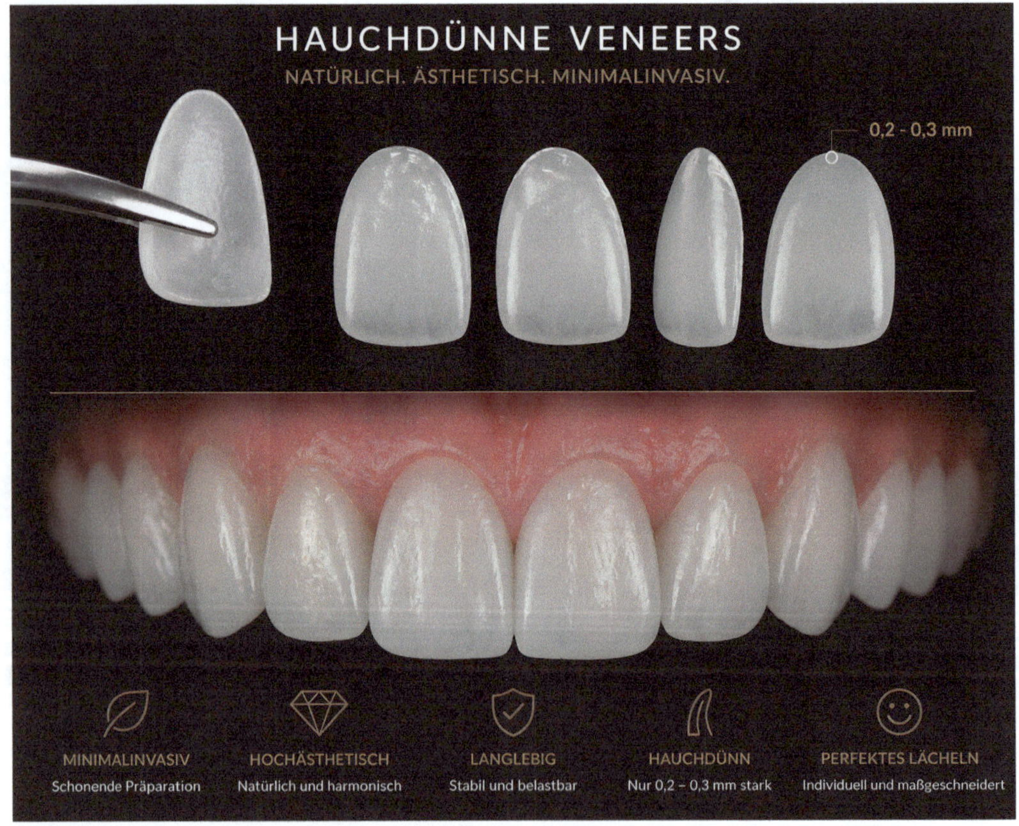

Abb. 32.1 Hauchdünne Keramik-Veneers: minimalinvasive ästhetische Restauration im Frontzahnbereich. Die Stärke von 0,2 bis 0,3 mm erlaubt eine weitgehend substanzschonende Präparation bei gleichzeitig hochästhetischem Ergebnis

Veneers Dünne Keramikschalen für Form- und Farbkorrekturen – minimalinvasiv bei guter Planung.

Aligner (unsichtbare Zahnkorrektur) Transparente Schienen, die Zähne schrittweise und millimetergenau in die optimale Position bewegen. Vorteil: bessere Optik *und* funktionelle Ausrichtung.

Keramikrestaurationen Hochästhetisch, biokompatibel und langlebig.

Zahnfleisch-Design Korrektur ungleichmäßiger Verläufe oder Freilegung verdeckter Zahnanteile für harmonische Proportionen.

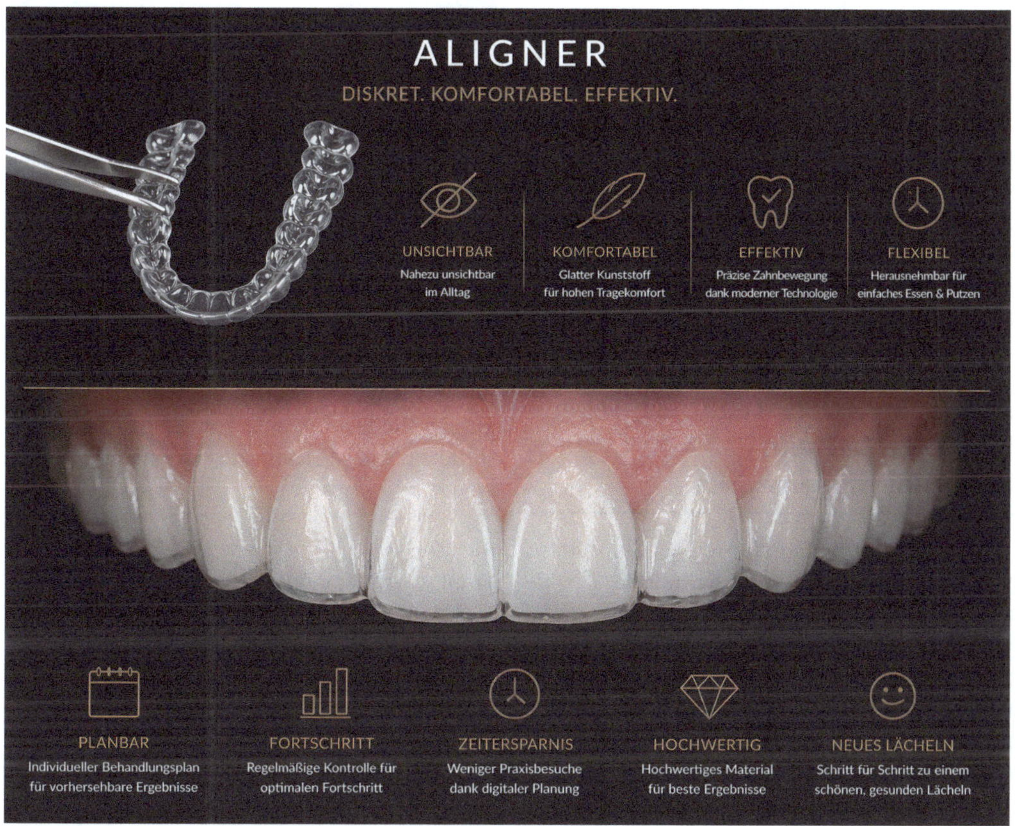

Abb. 32.2 Aligner-Therapie: transparente, herausnehmbare Schienen zur sanften Zahnkorrektur. Die Schienen werden in individueller Serie gefertigt und bewegen die Zähne schrittweise in ihre geplante Position

Der digitale Vorsprung

Digitale Smile-Design-Planung hat die Patientenkommunikation revolutioniert. Statt abstrakt über Millimeter und Winkel zu sprechen, sieht der Patient am Bildschirm sein zukünftiges Lächeln – und kann mitentscheiden.

Die Planung beginnt heute mit einem **3D-Scan des gesamten Gesichts**, nicht nur der Zähne: Lippen, Gesichtsachse, Lachlinie und Hautton fließen ein. In meiner Praxis starte ich jede größere ästhetische Behandlung mit einem **Digital Mockup** – einem virtuellen Entwurf, den wir gemeinsam besprechen, bevor auch nur ein Zahn berührt wird. Das reduziert Überraschungen, erhöht die Zufriedenheit und gibt dem Patienten Kontrolle.

AUS DER PRAXIS – Fallbeispiel: Ein neues Lächeln in Kontaktlinsenstärke

32

Frau K., 38 Jahre, störte sich seit Jahren an verfärbten, leicht schief stehenden Frontzähnen. Trotz gründlicher Mundhygiene wirkten ihre Zähne durch alte Kunststofffüllungen und feine Schmelzrisse matt und unregelmäßig. Ein einfaches Bleaching hätte zwar aufgehellt, aber Form und Oberflächenstruktur nicht harmonisiert.

Wir entschieden uns für **ultradünne Keramikveneers** – so dünn wie eine Kontaktlinse, lichtdurchlässig wie natürlicher Zahnschmelz. Zunächst ein schonendes Bleaching, um den Grundfarbton der Nachbarzähne anzugleichen. Danach digital geplante, minimalinvasiv geschliffene Veneers aus hochtransluzenter Keramik.

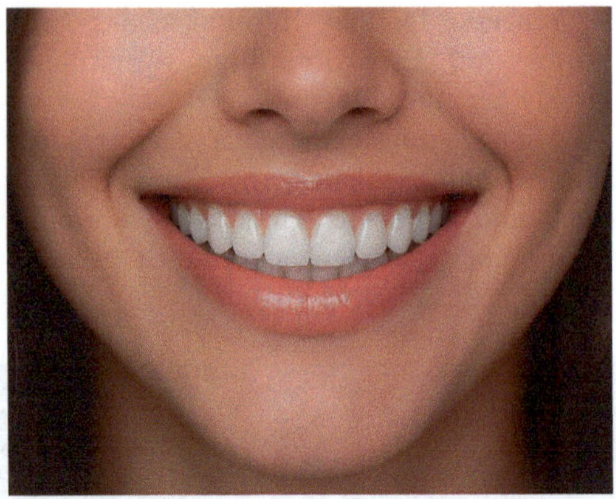

Abb. 32.3 Ästhetisches Behandlungsergebnis – Beispiel Oberkieferfront. Harmonisches Zusammenspiel von Zahnform, Farbe und Lippenlinie nach ästhetischer Rehabilitation

Das Ergebnis: ein strahlendes, natürlich wirkendes Lächeln – ohne dass gesunde Zahnsubstanz unnötig geopfert wurde. Frau K. berichtete, sie werde nun häufiger auf ihr „jugendliches Lächeln“ angesprochen und fühle sich bei Präsentationen sicherer als je zuvor.

Merke

Hochwertige Veneers verbinden Ästhetik mit Zahnschonung – und sind in der richtigen Hand ein nahezu unsichtbarer Eingriff mit großer Wirkung.

Aligner: Präzision trifft Disziplin

Aligner sind die Stars der modernen Zahnkorrektur: unsichtbar, bequem, smart. Sie ermöglichen heute Korrekturen, die früher nur mit festsitzenden Apparaturen möglich waren – unsichtbar, herausnehmbar und mit digitaler Verlaufskontrolle.

Funktionelle Verträglichkeit

Die aktuelle Evidenz zeigt, dass sich bei den meisten Patienten die Aktivität der Kaumuskeln während der Aligner-Therapie nicht wesentlich verändert – die Bisskraft bleibt stabil. Nur in seltenen Fällen reagieren die Muskeln empfindlicher. Vorübergehende Muskelverspannungen oder ein verändertes Kaugefühl sind möglich, meist reversibel. Regelmäßige Verlaufskontrollen und bei Bedarf Nachjustierungen bleiben deshalb wichtig.

Die Erfolgsregel heißt Disziplin

22 h tragen pro Tag, regelmäßiger Wechsel, konsequente Mundhygiene. Patienten, die das verstehen und mittragen, erzielen exzellente Ergebnisse. Patienten, die die Schienen nur gelegentlich tragen, verschwenden ihr Geld. Ehrliche Aufklärung vor Behandlungsbeginn ist daher unerlässlich.

Ihr Beitrag zur Langlebigkeit

- **Konsequente Pflege** – schöne Zähne müssen gepflegt werden wie ein Sportwagen
- **Regelmäßige Kontrollen** – kleine Anpassungen verhindern große Reparaturen
- **Funktionsschienen bei nächtlichem Knirschen** – schützen vor unsichtbarem, aber zerstörerischem Verschleiß

Weniger ist mehr

In der modernen ästhetischen Zahnmedizin gilt: Die besten Veneers sind die, die niemand bemerkt. Die beste Zahnkorrektur ist die, die natürlich aussieht. Und das beste Smile Design ist das, das zum Menschen passt – nicht zu einem Ideal aus dem Internet. **Authentizität schlägt Perfektion**, in der Zahnmedizin wie im Leben.

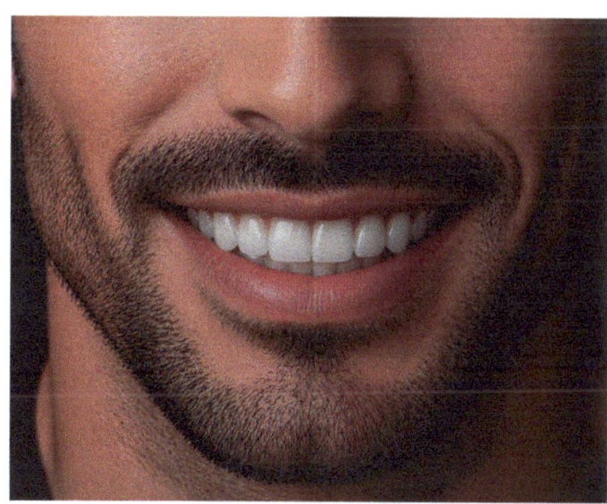

Abb. 32.4 Ästhetisches Behandlungsergebnis – Beispiel männliche Oberkieferfront. Die Restauration berücksichtigt geschlechtsspezifische Proportionen von Zahnbreite, Inzisalkantenverlauf und Helligkeit

Merksatz

Ein perfektes Lächeln ist kein Zufall – es ist das Ergebnis von Präzision, Erfahrung und der Harmonie zwischen Schönheit und Funktion.

Literatur

Almalki SA, Almutairi AS, Javed F (2024) Impact of clear aligner therapy on masticatory musculature and symptoms: a systematic review. *Eur J Orthod* 46(1):cjad065

Lekaviciute R, Szetto C, Itskovits A et al (2024) Effect of clear aligner treatment on masticatory muscle activity: systematic review and meta-analysis. *J Orofac Orthop* 85(4):245–258

Bleaching

Inhaltsverzeichnis

C. Alamouti, *Zahngesundheit als Schlüssel zur Langlebigkeit*,
https://doi.org/10.1007/978-3-662-73692-0_33

Warum Zähne dunkler werden

Kaffee, Tee, Rotwein und Nikotin hinterlassen ebenso ihre Spuren wie ganz normale Alterungsprozesse: Farbstoffe lagern sich in den mikroskopisch kleinen Poren des Zahnschmelzes ab. Man unterscheidet zwei Hauptformen:

Extrinsische Verfärbungen liegen auf der Oberfläche – durch Kaffee, Tee, Rotwein oder Nikotin – und lassen sich oft schon durch eine professionelle Zahnreinigung deutlich verbessern.

Intrinsische Verfärbungen sitzen tiefer – verursacht durch Tetracyclin-Antibiotika in der Kindheit, Fluorose, Zahntrauma oder natürliche Alterung. Sie sprechen unterschiedlich gut auf Bleaching an.

Was chemisch passiert: Wasserstoffperoxid dringt in den Zahnschmelz ein und spaltet dort farbige Moleküle durch Oxidation in kleinere, farblose Verbindungen. Der Zahn wird nicht beschichtet oder bemalt – er wird von innen aufgehellt.

Die wichtigsten Methoden im Überblick

33

In-Office-Bleaching (in der Zahnarztpraxis) Wirkstoff: meist 25–40 % Wasserstoffperoxid. Dauer: 30–90 min pro Sitzung, oft 1–3 Sitzungen. Vorteil: schnelle, sichtbare Ergebnisse unter professioneller Kontrolle. Nachteil: kurzfristig häufiger Empfindlichkeiten.

Home-Bleaching (unter zahnärztlicher Anleitung) Wirkstoff: 10–16 % Carbamidperoxid. Dauer: 1–3 h täglich oder über Nacht, meist 1–3 Wochen. Vorteil: sanfter, geringere Empfindlichkeitsrate, flexibles Tempo. Nachteil: erfordert Geduld.

Over-the-Counter-Produkte (Drogerie) Wirkstoff: < 6 % Wasserstoffperoxid (gesetzlich limitiert). Wirkung: meist schwächer und ungleichmäßig. Risiko: falsche Anwendung kann Zahnfleischreizungen verursachen.

Sicherheit und Nebenwirkungen

Die Sicherheit professioneller Bleaching-Verfahren ist gut dokumentiert. Die **Europäische Richtlinie 2011/84/EU** regelt die zulässigen Konzentrationen für kosmetisches Bleaching in der EU.

▪ Häufig und meist vorübergehend

- Zahnempfindlichkeit (Reizung der Dentinkanälchen)
- Zahnfleischirritation bei Kontakt des Gels mit Weichgewebe

▪▪ Langfristig

Fachgerechtes Bleaching verursacht keine bleibenden Schäden an Schmelz oder Dentin. Die Vorstellung, dass Bleaching den Zahnschmelz beschädigt, ist ein hartnäckiger Mythos – bei korrekter Konzentration und Einwirkzeit sind die Veränderungen am Schmelz minimal und reversibel.

▪ Wichtig zu wissen

- Keine Anwendung bei unbehandelter Karies, undichten Füllungen oder unbehandelter Parodontitis
- Füllungen, Keramik und Kronen verändern ihre Farbe nicht – Farbunterschiede nach dem Bleichen sind möglich
- Nach Bleaching: 1–2 Wochen warten, bevor neue Kompositfüllungen gelegt werden (Adhäsion ist unmittelbar danach reduziert)

Praxis-Tipps für ein strahlendes Ergebnis

▪ Vor dem Bleaching

- Professionelle Zahnreinigung für gleichmäßige Wirkung
- Kontrolle auf Karies und Zahnfleischerkrankungen
- Ausgangsfarbton dokumentieren (Fotos, Farbskala)

- **Während der Behandlung**
  - Empfindlichkeiten mit Desensibilisierungs-Gels (z. B. Kaliumnitrat) lindern
  - Zahnfleischschutz in der Praxis (flüssiger Kofferdam)

- **Nach dem Bleaching**
  - 48 h „weiße Diät“: keine stark färbenden Lebensmittel oder Getränke
  - Keine sauren Getränke direkt danach
  - Regelmäßige Zahnreinigung, gute Mundhygiene

Haltbarkeit

Realistisch sind ein bis drei Jahre – abhängig von Ernährungsgewohnheiten, Tabakkonsum und individueller Zahnstruktur. Nachbleaching-Sitzungen sind kürzer und günstiger als die Erstbehandlung. Mein Rat: lieber einmal professionell bleachen und das Ergebnis mit guter Pflege erhalten, als alle paar Monate freiverkäufliche Strips zu verwenden, die ungleichmäßige Ergebnisse liefern und das Zahnfleisch reizen können.

DIY-Bleaching und Internet-Trends

Aktivkohle-Zahnpasten, Backpulver-Behandlungen und „natürliches Bleaching“ mit Kurkuma oder Erdbeeren haben eines gemeinsam: Sie funktionieren entweder nicht oder schaden dem Schmelz. Aktivkohle ist hochabrasiv und schmirgelt die Oberfläche ab – kurzfristig wirkt das heller, langfristig wird der Schmelz dünner und anfälliger. Bleaching gehört in professionelle Hände.

Die Psychologie des Bleachings

Viele Patienten kommen mit einer klaren Vorstellung – dem Hollywoodlächeln aus dem Internet. Und dann beginnt ein Gespräch, das mindestens so wichtig ist wie die Behandlung selbst: Was ist eine natürliche Zahnfarbe? Warum werden Zähne überhaupt dunkler? Was kann ein Bleaching realistisch erreichen?

Ein **leicht getöntes, vitales Weiß** passt zu den meisten Menschen besser als ein grelles Bleistiftweiß. Zähne haben Charakter – kleine Unebenheiten, sanfte Farbverläufe, individuelle Formen. Das perfekte Lächeln ist nicht das gleichförmigste, sondern das authentischste.

Merksatz

Ein Bleaching ist wie ein frisch gestrichenes Zimmer – das Ergebnis bleibt länger schön, wenn Sie es gut pflegen. Und: Lassen Sie Ihre Zähne aussehen wie Ihre Zähne – nur in der besten Version ihrer selbst.

Literatur

Demarco FF, Meireles SS, de Oliveira RS et al (2023) At-home and in-office bleaching: a systematic review and meta-analysis. *Oper Dent* 48(4):E173–E192

Europäische Richtlinie 2011/84/EU zur Änderung der Richtlinie 76/768/EWG über kosmetische Mittel (Zahnaufhellungsprodukte)

Biologische Zahnmedizin und Materialwahl

Inhaltsverzeichnis

C. Alamouti, *Zahngesundheit als Schlüssel zur Langlebigkeit*,
https://doi.org/10.1007/978-3-662-73692-0_34

Mehr als nur „Zahnersatz"

In der biologischen Zahnmedizin geht es nicht nur darum, eine Lücke zu schließen oder eine Füllung zu legen. Es geht darum, Materialien zu verwenden, die funktionell stabil, biokompatibel und langfristig verträglich sind – für Zähne, Zahnfleisch und den gesamten Körper.

Der Mund ist ein hochsensibles Milieu: warm, feucht, ständig in Bewegung, voller Mikroorganismen. Materialien, die hier zum Einsatz kommen, müssen dauerhaft halten, der Kaubelastung standhalten, sich gut reinigen lassen – und keine unerwünschten Reaktionen im Körper auslösen.

In meiner täglichen Praxis stelle ich fest, dass die Materialfrage für Patienten oft emotional aufgeladen ist. „*Ich möchte kein Metall im Mund*" ist ein Satz, den ich häufig höre. Und ich nehme ihn ernst – nicht weil Titan schlecht wäre, sondern weil das Wohlbefinden des Patienten ein eigenständiger Behandlungsfaktor ist.

Der regulatorische Rahmen: Amalgam-Aus in der EU

In der EU gilt seit dem **1. Januar 2025** grundsätzlich ein Phase-out für die Verwendung und den Export von Dentalamalgam. Herstellung und Import sind ab dem **1. Juli 2026** untersagt – mit nur wenigen medizinischen Ausnahmen. Damit endet eine Ära, in der Amalgam jahrzehntelang das meistverwendete Füllungsmaterial war.

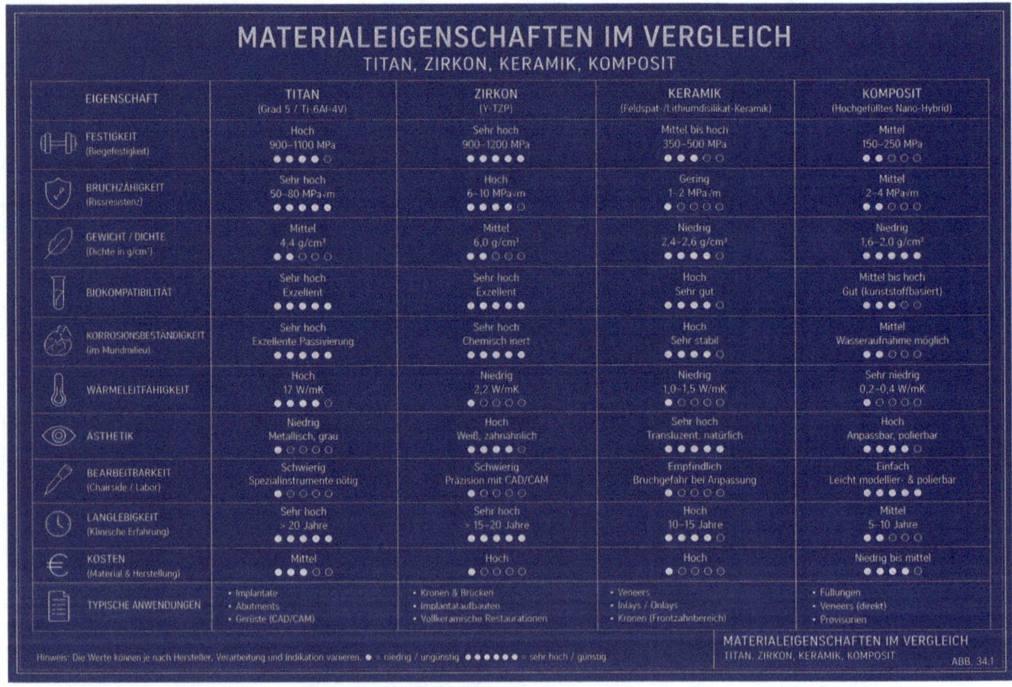

MATERIALEIGENSCHAFTEN IM VERGLEICH
TITAN, ZIRKON, KERAMIK, KOMPOSIT

EIGENSCHAFT	TITAN (Grad 5 / Ti-6Al-4V)	ZIRKON (Y-TZP)	KERAMIK (Feldspat-/Lithiumdisilikat-Keramik)	KOMPOSIT (Hochgefülltes Nano-Hybrid)
FESTIGKEIT (Biegefestigkeit)	Hoch 900–1100 MPa ●●●●○	Sehr hoch 900–1200 MPa ●●●●●	Mittel bis hoch 350–500 MPa ●●●○○	Mittel 150–250 MPa ●●○○○
BRUCHZÄHIGKEIT (Rissresistenz)	Sehr hoch 50–80 MPa√m ●●●●●	Hoch 6–10 MPa√m ●●●●○	Gering 1–2 MPa√m ●○○○○	Mittel 2–4 MPa√m ●●○○○
GEWICHT / DICHTE (Dichte in g/cm³)	Mittel 4,4 g/cm³ ●●○○○	Mittel 6,0 g/cm³ ●●○○○	Niedrig 2,4–2,6 g/cm³ ●●●●○	Niedrig 1,6–2,0 g/cm³ ●●●●●
BIOKOMPATIBILITÄT	Sehr hoch Exzellent ●●●●●	Sehr hoch Exzellent ●●●●●	Hoch Sehr gut ●●●●○	Mittel bis hoch Gut (kunststoffbasiert) ●●●○○
KORROSIONSBESTÄNDIGKEIT (im Mundmilieu)	Sehr hoch Exzellente Passivierung ●●●●●	Sehr hoch Chemisch inert ●●●●●	Hoch Sehr stabil ●●●●○	Mittel Wasseraufnahme möglich ●●○○○
WÄRMELEITFÄHIGKEIT	Hoch 17 W/mK ●●●●○	Niedrig 2,2 W/mK ●○○○○	Niedrig 1,0–1,5 W/mK ●○○○○	Sehr niedrig 0,2–0,4 W/mK ●○○○○
ÄSTHETIK	Niedrig Metallisch, grau ●○○○○	Hoch Weiß, zahnähnlich ●●●●○	Sehr hoch Transluzent, natürlich ●●●●●	Hoch Anpassbar, polierbar ●●●●○
BEARBEITBARKEIT (Chairside / Labor)	Schwierig Spezialinstrumente nötig ●○○○○	Schwierig Präzision mit CAD/CAM ●○○○○	Empfindlich Bruchgefahr bei Anpassung ●○○○○	Einfach Leicht modellier- & polierbar ●●●●●
LANGLEBIGKEIT (Klinische Erfahrung)	Sehr hoch > 20 Jahre ●●●●●	Sehr hoch > 15–20 Jahre ●●●●●	Hoch 10–15 Jahre ●●●●○	Mittel 5–10 Jahre ●●○○○
KOSTEN (Material & Herstellung)	Mittel ●●●○○	Hoch ●○○○○	Hoch ●○○○○	Niedrig bis mittel ●●●●○
TYPISCHE ANWENDUNGEN	• Implantate • Abutments • Gerüste (CAD/CAM)	• Kronen & Brücken • Implantataufbauten • Vollkeramische Restaurationen	• Veneers • Inlays / Onlays • Kronen (Frontzahnbereich)	• Füllungen • Veneers (direkt) • Provisorien

Hinweis: Die Werte können je nach Hersteller, Verarbeitung und Indikation variieren. ● = niedrig / ungünstig ●●●●● = sehr hoch / günstig

MATERIALEIGENSCHAFTEN IM VERGLEICH
TITAN, ZIRKON, KERAMIK, KOMPOSIT
ABB. 34.1

Abb. 34.1 Materialeigenschaften im Vergleich: Titan, Zirkon, Keramik und Komposit. Gegenübergestellt werden Festigkeit, Bruchzähigkeit, Dichte, Biokompatibilität, Korrosionsbeständigkeit, Wärmeleitfähigkeit, Ästhetik, Bearbeitbarkeit, Langlebigkeit, Kosten und typische Anwendungen

Die wichtigsten Materialien im Überblick

Titan – der robuste Klassiker Jahrzehntelange Erfahrung als Implantatmaterial, hervorragende Stabilität und Einheilungsraten. In seltenen Fällen: Unverträglichkeiten oder grauer Schimmer bei dünnem Zahnfleisch.

Zirkon (Keramik) – die metallfreie Alternative Biokompatibel, hohe Festigkeit, natürliche Zahnfarbe. Ideal für den sichtbaren Bereich. Weniger Langzeitdaten als Titan, bruchempfindlicher bei ungünstiger Belastung.

Keramik (Lithiumdisilikat, Feldspat) – für Kronen, Inlays, Veneers Exzellente Ästhetik und glatte Oberfläche – dadurch weniger Plaqueanlagerung. Hohe Biokompatibilität, chemisch inert, sehr langlebig.

Hochwertige Komposite – für Füllungen Minimalinvasiv einsetzbar, vielseitig formbar. Haltbarkeit abhängig von Größe und Feuchtigkeitskontrolle beim Einsetzen. Moderne Komposite sind langlebig, können aber Spuren von BPA enthalten – die Exposition ist extrem gering und lässt sich durch BPA-freie Materialien weiter reduzieren.

AUS DER PRAXIS – Fallbeispiel: Keramik statt Metall

Frau M., 48 Jahre, kam mit wiederkehrenden Zahnfleischreizungen im Bereich eines alten metallischen Implantataufbaus. Die Krone war funktionell stabil, aber das Zahnfleisch wirkte gerötet, und die Patientin berichtete über ein „metallisches Gefühl" im Mund. Sie legte Wert auf ein möglichst körperfreundliches, metallfreies Material und eine natürliche Ästhetik.

Nach ausführlicher Beratung entschieden wir uns für eine **Zirkonkrone**. Digital geplant, individuell gefräst, hochglanzpoliert. Bereits nach wenigen Wochen war das Zahnfleisch reizfrei, die Patientin bemerkte, dass sich das Implantat *„gar nicht mehr fremd"* anfühlte. Optisch fügte sich die neue Krone nahtlos ins Lächeln ein – ohne grauen Rand am Zahnfleischsaum.

Merke

Die richtige Materialwahl beeinflusst nicht nur Funktion und Ästhetik, sondern auch die Gewebegesundheit und das subjektive Wohlbefinden.

Die Entscheidung: Titan oder Zirkon?

Diese Frage beantworte ich nie allein nach wissenschaftlichen Kriterien. Knochenqualität, Belastungssituation, ästhetische Ansprüche und die medizinische Vorgeschichte spielen ebenso eine Rolle. **Titan** bleibt für die meisten Fälle der Goldstandard – mit jahrzehntelanger Erfahrung und

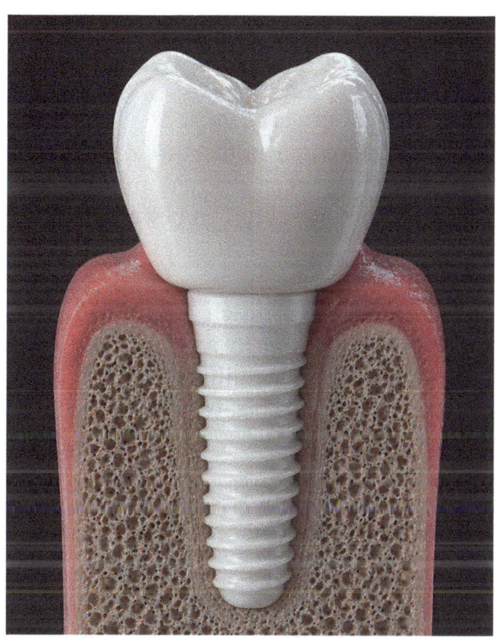

Abb. 34.2 Zweiteiliges Zirkonoxid-Implantat mit Vollkeramikkrone – photorealistische Darstellung. Metallfreie Alternative zum Titan-Implantat mit zahnähnlicher Ästhetik, insbesondere bei dünner Gingiva und ästhetisch sensiblen Regionen relevant

hervorragenden Einheilungsraten. **Zirkon** ist die metallfreie Alternative mit exzellenter Biokompatibilität und natürlicher Zahnfarbe, hat aber weniger Langzeitdaten und ist bruchempfindlicher bei ungünstiger Belastung.

Bei sensiblen Patienten kann ein **Materialverträglichkeitstest** (z. B. Lymphozytentransformationstest) vor der Entscheidung helfen – besonders relevant bei multiplen Allergien, chronischen Entzündungen oder Autoimmunerkrankungen.

Was „biologisch" in der Zahnmedizin bedeutet

▪ ▪ Biofilm-Management

Ohne gute Mundhygiene hält kein Material lange – besonders bei Implantaten, deren mikroraue Oberflächen Biofilm leicht anlagern.

▪ ▪ Minimaler Fremdstoffeintrag

So wenig reaktive Materialien wie möglich.

▪ ▪ Systemischer Blick

Materialien werden immer im Zusammenhang mit allgemeinen Erkrankungen, Allergien und Immunreaktionen bewertet.

34

▪ ▪ Nachhaltigkeit

Keramiken sind chemisch inert und langlebig, Komposite können repariert statt ausgetauscht werden, metallfreie Versorgungen eliminieren das Risiko galvanischer Wechselwirkungen.

Biologisch gesteuerte Nachsorge

- **aMMP-8-Test** – erkennt frühzeitig aktive parodontale Gewebezerstörung
- **Speicheltests** – pH-Wert, Pufferkapazität, Flussrate
- **Mikrobiologische DNA-Tests** – Erfassung relevanter Parodontitis- und Periimplantitis-Keime

Toxic Dentistry und unsichtbare Belastungen

Der Begriff **Toxic Dentistry** – geprägt vom portugiesischen Zahnarzt Miguel Stanley – beschreibt die Summe aus veralteten Materialien, fehlgeschlagenen Behandlungen und chronischen Entzündungsherden, die den Körper über Jahre still belasten können: ein wurzelbehandelter Zahn, der im Röntgenbild unauffällig aussieht, aber im DVT eine apikale Aufhellung zeigt. Ein Amalgam, das seit dreißig Jahren im Mund liegt. Ein Implantat, das entzündet ist, ohne Schmerzen zu verursachen.

Toxic Dentistry ist nicht die Schuld eines einzelnen Zahnarztes – sie ist das Ergebnis eines Systems, das Reparatur über Prävention stellt und Nachsorge vernachlässigt.

▪ ▪ SMART-Protokoll bei Amalgamentfernung

Für die sichere Entfernung existiert das *Safe Mercury Amalgam Removal Technique*-Protokoll der International Academy of Oral Medicine & Toxicology. Es umfasst Kofferdam-Isolierung, Hochleistungsabsaugung, externe Sauerstoffversorgung über die Nase, Schutzbrille und spezielle Bohrprotokolle zur Minimierung der Quecksilberfreisetzung. Nicht jede Praxis bietet SMART an – aber wenn Amalgam entfernt werden soll, lohnt es sich, danach zu fragen.

Abschnitt: Toxine und Umweltfaktoren

Moderne Zahnmedizin muss sich auch mit unsichtbaren Gegnern auseinandersetzen:

PFAS (Per- und polyfluorierte Alkylsubstanzen) – die „Ewigkeitschemikalien" – stecken in Beschichtungen und wurden in bestimmten Zahnseide-Produkten nachgewiesen. Sie stehen in Verdacht, Schilddrüse, Leber und Immunsystem zu belasten. Die gute Nachricht: PFAS-freie Alternativen sind verfügbar.

Mikroplastik wurde sogar in der Raumluft von Zahnarztpraxen gemessen.

TPO (Photoinitiatoren in Kunststoffen), etwa bei 3D-gedruckten Schienen, können hormonaktiv wirken und Allergien auslösen. TPO-freie Kunststoffe sind inzwischen auf dem Markt.

BPA (Bisphenol A) findet sich in geringen Mengen in einigen Komposit-Materialien und kann als endokriner Disruptor wirken. Die Konzentrationen bei zahnärztlichen Restaurationen liegen deutlich unter den gesundheitlich bedenklichen Grenzwerten – aber für sensible Patienten oder bei Kindern kann ein BPA-freies Komposit die bessere Wahl sein.

Das Bewusstsein wächst – auch bei Herstellern. Materialwahl in der Zahnmedizin hat heute nicht mehr nur eine funktionelle und ästhetische, sondern auch eine klare **toxikologische Dimension**.

Wie Sie gemeinsam mit Ihrem Zahnarzt entscheiden

- **Funktion:** Wo im Mund kommt das Material zum Einsatz?
- **Belastung:** Muss es Kaudruck im Seitenzahnbereich aushalten oder nur im sichtbaren Frontbereich bestehen?
- **Ästhetik:** Soll es maximal natürlich aussehen?
- **Gesundheit:** Gibt es Allergien oder Metallunverträglichkeiten?
- **Pflege:** Wie einfach lässt sich das Material langfristig sauber halten?

Die biologisch orientierte Zahnmedizin stellt immer dieselbe Frage: **Was ist das verträglichste Material für genau diesen Patienten?** Und diese Frage hat keine pauschale Antwort – nur individuelle.

Merksatz

Das beste Material ist das, das nicht nur im Mund, sondern auch im Körper willkommen ist – und gleichzeitig Funktion und Ästhetik über viele Jahre erhält.

Literatur

European Commission/Council of the EU (2024) Revision of the Mercury Regulation: dental amalgam phase-out. *Official Journal of the European Union*

European Chemicals Agency (laufend) Substance information on diphenyl(2,4,6-trimethylbenzoyl) phosphine oxide (TPO). ECHA-Datenbank

Jiao Y, Tao Y, Yang Y et al (2025) The double-edged sword of dental floss use: cross-sectional study on PFAS associations. *J Expo Sci Environ Epidemiol* 35(1):78–87

Zunge und Mundhöhle

Inhaltsverzeichnis

C. Alamouti, *Zahngesundheit als Schlüssel zur Langlebigkeit*,
https://doi.org/10.1007/978-3-662-73692-0_35

Die Zunge als Spiegel der Gesundheit

Die Zunge ist das am meisten unterschätzte Organ im Mund. Während wir bei Zähnen an Karies denken und bei Zahnfleisch an Parodontitis, denken wir bei der Zunge – an nichts. Dabei verrät sie mehr über unsere Gesundheit als jeder Zahn.

In der **Traditionellen Chinesischen Medizin (TCM)** gilt die Zunge seit über 2000 Jahren als „Spiegel der inneren Organe". Schon im *Huangdi Neijing* (ca. 200 v. Chr.) wird sie als fester Bestandteil der Diagnose beschrieben – neben Betrachten, Hören/Riechen, Befragen und Tasten. Ihre Form, Farbe und der Belag sollen Hinweise auf den Zustand von Energie (*Qi*), Blut (*Xue*) und Organfunktionen geben.

- Zonen nach TCM
  - **Zungenspitze** – Herz und Lunge
  - **Zungenmitte** – Magen und Milz
  - **Zungenseiten** – Leber und Gallenblase
  - **Zungenwurzel** – Niere, Blase und Darm

Was in der TCM betrachtet wird

- Farbe
  - Blass → Qi- oder Blutmangel, „Kälte"
  - Rot → „Hitze" im Körper (Entzündung, Überaktivität)
  - Dunkelrot/Lila → „Stagnation" (Durchblutungsprobleme)

35

- Form
  - Geschwollen mit Zahneindrücken → Milz-Qi-Schwäche, Flüssigkeitsstau
  - Sehr dünn → Blut- oder Yin-Mangel

- Belag
  - Dünn weiß → normal
  - Dick gelb → „Hitze" mit Feuchtigkeit oder Schleim
  - Dünn trocken → Flüssigkeitsmangel

- Feuchtigkeit
  - Zu trocken → Flüssigkeits- oder Yin-Mangel
  - Zu feucht → Überschuss an „Feuchtigkeit/Schleim" im System

Die Brücke zur modernen Medizin

Auch wenn TCM-Begriffe nicht eins zu eins in die westliche Medizin übersetzbar sind, finden sich erstaunliche Parallelen:

- Farbe
  - Blass → Blutarmut (Anämie)
  - Rot → Fieber, Entzündung, Polyglobulie
  - Lila → Sauerstoffmangel oder Durchblutungsstörungen

- Belag
  - Dicke Beläge → hohe bakterielle Last, mögliche Magen-Darm-Erkrankungen
  - Gelbliche Beläge → teils assoziiert mit Leber- oder Gallenproblemen, bakterieller Aktivität

- Form und Abdrücke
  - Zahneindrücke → Zungenschwellung (Ödem) oder nächtliches Pressen, oft bei Stress, Schlafstörungen oder Hypothyreose

Ob die TCM-Zuordnung von Zonen zu inneren Organen wissenschaftlich haltbar ist, wird kontrovers diskutiert. Unstrittig ist hingegen: Veränderungen an der Zunge verdienen Aufmerksamkeit.

Was die Zunge klinisch zeigen kann

Die Zungendiagnostik als Teil der zahnärztlichen Untersuchung wird zu wenig praktiziert. Bei jedem Kontrolltermin sollte ein kurzer Blick auf die Zunge Standard sein –

nicht als TCM-Ritual, sondern als klinische Routine.

Veränderungen der Zungenoberfläche können hinweisen auf:
- **Vitaminmangel** – glatte, gerötete Zunge bei B12-Mangel
- **Pilzinfektionen** – weißer, abwischbarer Belag (Candida)
- **Autoimmunerkrankungen** – z. B. Lichen planus
- **Maligne Veränderungen** – im schlimmsten Fall frühe Zeichen eines Zungenkarzinoms

Früherkennung beginnt mit dem Blick – und die Zunge ist einer der am leichtesten zugänglichen Orte im Körper.

Zungenbelag und Mundgeruch

Ein dicker, weißlich-grauer Belag auf der Zungenoberfläche ist die häufigste Ursache für Mundgeruch. Die Papillen der Zunge bilden eine unregelmäßige Oberfläche mit zahllosen Nischen, in denen sich abgestorbene Zellen, Nahrungsreste und anaerobe Bakterien ansammeln. Diese Bakterien produzieren schwefelhaltige Verbindungen – und die riechen.

Die Zunge ist auch ein ehrlicher **Alltagsreporter**:
- Bei Erkältung schwillt sie an, der Belag wird dicker
- Zu viel Mundspüllösung verfärbt die Zunge und stört das Mikrobiom
- Virusinfekte zeigen sich als Bläschen oder rote Stellen

Zungenreinigung – richtig gemacht

Tägliche Zungenreinigung mit einem flachen Schaber reduziert die Bakterienlast und den Mundgeruch messbar. Zehn Sekunden morgens reichen.
- **Sanft** mit Schaber oder Bürste – nicht zu stark, sonst entstehen kleine Verletzungen
- **Richtung:** von hinten nach vorne
- **Zeitpunkt:** morgens nach dem Aufstehen
- **Ergebnis:** frischer Atem, weniger Bakterien, besseres Gleichgewicht im Mikrobiom

Die Mundhöhle als diagnostisches Fenster

Nicht nur die Zunge, auch andere Strukturen im Mund verraten viel:
- **Mundschleimhaut** – Blässe, Atrophie, kleine Blutungen, Leukoplakien
- **Zahnfleisch** – Entzündungen, Pigmentierungen, Rückgang
- **Speichel** – Menge, Viskosität, Geruch – Hinweise auf Dehydratation, Infektionen, Stoffwechselprobleme

Ein erfahrener Zahnarzt inspiziert bei jedem Kontrolltermin die gesamte Mundhöhle – Wangenschleimhaut, Gaumen, Mundboden, Lippen – und nicht nur Zähne und Zahnfleisch. Das sollte selbstverständlich sein, nicht die Ausnahme.

Ihr Beitrag: die tägliche Selbstinspektion

Schauen Sie morgens in den Spiegel und strecken Sie die Zunge heraus. Ist der Belag gleichmäßig? Hat sich die Farbe verändert? Gibt es neue Risse, Bläschen oder Verfärbungen?

Diese zehn Sekunden Selbstbeobachtung können Hinweise geben, die Ihren Zahnarzt beim nächsten Termin auf die richtige Spur bringen.

Warum das für Dental Longevity wichtig ist

Ein ganzheitlich denkender Zahnarzt nutzt die Zungeninspektion als zusätzliches Beobachtungsinstrument – nicht als Ersatz für Labor und klinische Untersuchung, sondern als Ergänzung. Sie kann Hinweise liefern auf:

- Systemische Erkrankungen (Anämie, Leberprobleme, Herz-Lungen-Erkrankungen)
- Ernährungsdefizite (z. B. Vitaminmangel)
- Flüssigkeitsstatus
- Chronische Entzündungsprozesse

Merksatz

Die Zunge spricht – wenn man lernt, sie zu lesen. In Kombination mit moderner Diagnostik kann dieses alte Wissen helfen, Zusammenhänge schneller zu erkennen und Mund- sowie Allgemeingesundheit langfristig zu schützen.

Literatur

AlBeshri S, Alotaibi F, Alharthi S et al (2025) Perspectives on tongue coating: etiology, clinical significance and management. *Clin Cosmet Investig Dent* 17:45–58

Digitale Zahnmedizin und Innovation

Inhaltsverzeichnis

IV

Digitale Zahnmedizin und der digitale Avatar

Inhaltsverzeichnis

C. Alamouti, *Zahngesundheit als Schlüssel zur Langlebigkeit*,
https://doi.org/10.1007/978-3-662-73692-0_36

Willkommen in der Zukunft – heute

Stellen Sie sich vor, Ihr Zahnarzt kann nicht nur sehen, wie Ihre Zähne jetzt aussehen, sondern auch, wie sie sich in den nächsten Jahren entwickeln könnten – und wie Sie diese Entwicklung positiv beeinflussen können. Genau das ermöglicht die digitale Zahnmedizin mit dem **digitalen Patienten-Avatar**.

Was ist ein digitaler Avatar?

Ein digitaler Avatar ist ein hochpräzises 3D-Modell Ihrer gesamten Mundsituation, kombiniert mit weiteren Gesundheitsdaten. Er kann enthalten:

- **3D-Röntgenbilder (DVT/CBCT)** – Knochen, Wurzeln, Kiefergelenke
- **Intraoralscans** – detailgenaue Abbildung jeder Zahnoberfläche
- **Facescans** – harmonische Planung von Zähnen, Lippen und Gesichtsproportionen
- **Speichel- und Mikrobiomdaten** – Entzündungs- und Risikoprofile
- **Kieferfunktionsdaten** – Bewegungsabläufe und Bissanalyse

Der entscheidende Paradigmenwechsel der letzten Jahre: Daten werden nicht mehr nur digitalisiert, sondern **semantisch ausgewertet und miteinander fusioniert**. Moderne Plattformen wie Ray 5D verknüpfen DVT, KI-basierte Segmentierung von Zähnen, Wurzeln, Nerven, Sinus und Atemwegen sowie den Gesichtsscan zu einem einheitlichen Koordinatensystem. Was früher bis zu 60 min dauerte, ist heute in fünf bis zwölf Minuten möglich (Kamm et al. 2026).

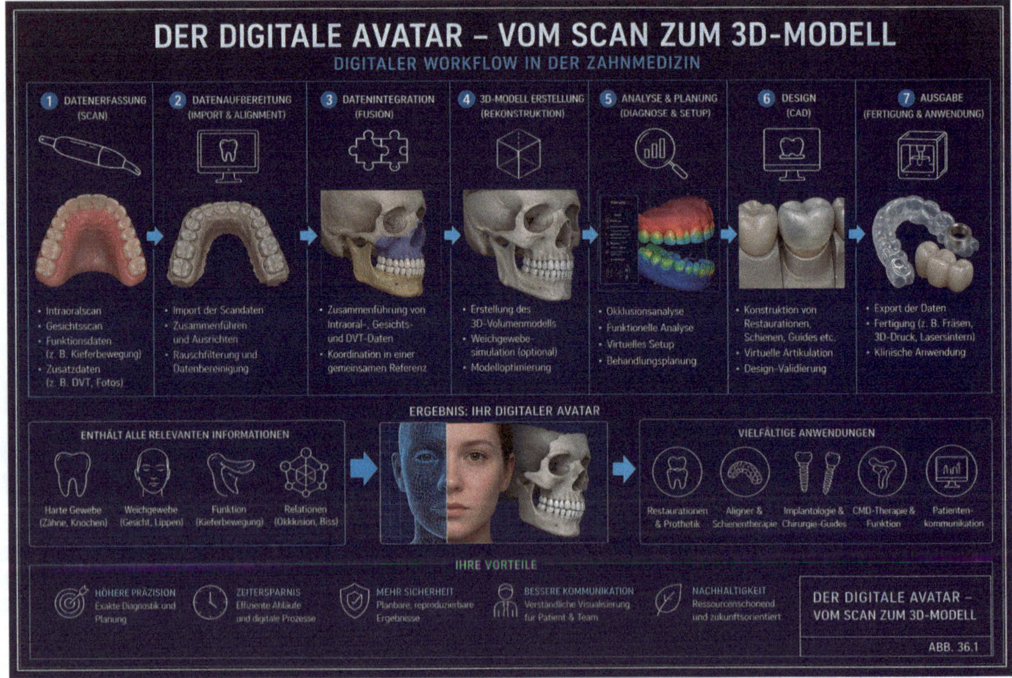

Abb. 36.1 Der digitale Avatar – vom Scan zum 3D-Modell. Der digitale Workflow umfasst sieben Schritte: Datenerfassung, Datenaufbereitung, Datenintegration, 3D-Modellerstellung, Analyse & Planung, Design und Ausgabe

Was der Avatar leisten kann

Frühwarnsystem Kleinste Veränderungen werden im Vergleich zu Voraufnahmen sichtbar. Knochenveränderungen, die früher erst nach Jahren auffielen, werden messbar – nicht geschätzt.

Simulationsplattform Verschiedene Behandlungsoptionen lassen sich „durchspielen" – optisch wie funktionell. Patient und Zahnarzt sehen das Ergebnis, bevor auch nur ein Zahn berührt wird.

Motivationshilfe Patienten sehen in 3D, was passiert, wenn nichts getan wird – und was rechtzeitiges Handeln ermöglicht. Das motiviert mehr als jedes Aufklärungsgespräch.

Die Rolle der Künstlichen Intelligenz

- **KI-gestützte Diagnosen** erkennen Karies, Knochenabbau oder versteckte Entzündungen oft früher als das menschliche Auge
- **Algorithmen** berechnen Risiken – etwa für Zahnverlust oder periimplantäre Komplikationen
- **Automatische Segmentierung** trennt Zähne, Wurzeln, Nerven, Sinus und Atemwege in einzelne Modelle – mit einer Präzision, die manuell kaum erreichbar wäre
- **Automatisierte Dokumentation** sorgt für präzise, vergleichbare Verlaufskontrollen

AUS DER PRAXIS – Fallbeispiel: Vom fragmentierten Workflow zum digitalen Zwilling

In einer aktuellen Fallserie, die wir in der *Quintessenz Zahntechnik* publiziert haben (Kamm, Alamouti, Weihe 2026), haben wir gezeigt, wie die Plattform Ray 5D klassische Arbeitsabläufe verändert. Früher arbeiteten CAD/CAM, Intraoralscanner und DVT-Systeme als getrennte Einheiten – mit manuellen Registrierungsprozessen und wechselnden Softwarelandschaften. Jeder Übergang war eine potenzielle Fehlerquelle.

Bei einer Patientin wurde ein vollständiger digitaler Avatar erzeugt: DVT-Daten wurden KI-basiert segmentiert (Zähne, Wurzeln, Maxilla, Mandibula, Sinus, Atemwege, Nervenkanal), der Gesichtsscan in einer 0,5-Sekunden-Aufnahme in Natural Head Position erfasst, und alle Datenebenen automatisch in einem gemeinsamen Koordinatensystem fusioniert. Gesamtdauer: rund zehn Minuten.

Das Ergebnis war mehr als nur ein schnellerer Workflow. Zum ersten Mal konnte die Position des Oberkiefers exakt in Bezug zu den Gesichtsachsen bewertet werden. Die Okklusionsebene wurde nicht länger isoliert, sondern im Kontext von Bipupillarlinie und skelettaler Orientierung analysiert. Das *Auto Nerve Tracking* markierte den Verlauf des Nervus alveolaris inferior automatisch – ein Sicherheitsgewinn, der iatrogene Verletzungen bei Implantationen deutlich reduziert.

Was mich an diesem Fall am meisten beeindruckt hat: Der Avatar war nicht nur eine technische Leistung. Er war eine **Kommunikationsplattform**. Die Patientin konnte ihr eigenes Lächeln in drei Dimensionen sehen, Behandlungsoptionen visuell vergleichen und in die Entscheidung einbezogen werden. Das ist der eigentliche Paradigmenwechsel.

Warum das für Patienten ein Gamechanger ist

- **Mehr Sicherheit** – Entscheidungen beruhen auf objektiven, visualisierten Daten, nicht auf Bauchgefühl
- **Mehr Verständnis** – Sie sehen Ihr eigenes Gebiss aus allen Blickwinkeln

- **Bessere Planung** – Maßnahmen werden nicht isoliert, sondern im Gesamtzusammenhang bewertet
- **Prävention wird messbar** – und damit planbar

Kontrolltermine werden zu echten **Gesundheits-Scans**. Veränderungen, die früher über Jahre unbemerkt geblieben wären, können sofort adressiert werden.

Grenzen und Perspektiven

Die Kosten sind noch eine Hürde: Nicht jede Praxis kann sich ein volldigitales Ökosystem leisten, und nicht jede Kassenversorgung deckt die Mehrkosten. Aber die Preise sinken rapide, die Software wird intuitiver – und die Vorteile in der Patientenkommunikation rechtfertigen oft die Investition.

Wissenschaftlich offen bleiben Fragen zur **Langzeitstabilität digitaler Avatare**, zur Auswirkung kleiner Registrierungsfehler auf das chirurgische und prothetische Ergebnis, und zur klinischen Relevanz einzelner KI-Module. Prospektive Studien werden hier in den nächsten Jahren wichtige Antworten liefern (Kamm et al. 2026).

Mein Rat an Sie: Fragen Sie Ihren Zahnarzt, ob er digitale Diagnostik einsetzt – und wenn ja, bitten Sie um einen Blick auf Ihren 3D-Scan. Das Verständnis für die eigene Mundsituation wächst exponentiell, wenn man sie dreidimensional sehen und begreifen kann.

36

Telemedizin: Die nächste Schwelle

Kontrolltermine, bei denen ein Foto der Mundsituation hochgeladen wird und der Zahnarzt entscheidet, ob ein Praxisbesuch nötig ist. Beratungsgespräche über Videokonferenz statt im Wartezimmer. Fernüberwachung von Aligner-Therapien mit digitaler Fortschrittsdokumentation. All das spart Wege, Zeit und senkt die Hemmschwelle – besonders für Patienten mit Zahnarztangst oder eingeschränkter Mobilität.

Meine Vision

Als Mitglied des An-Instituts für Digitale Kompetenz in der Zahnmedizin an der Universität Witten/Herdecke sehe ich die Entwicklung mit großer Klarheit: eine Zahnmedizin, in der **jeder Patient einen digitalen Zwilling hat** – der mitwächst, mitaltert und mitdenkt. Eine Zahnmedizin, in der Prävention nicht auf dem Bauchgefühl des Behandlers basiert, sondern auf Daten, Mustern und Vorhersagen. Und eine Zahnmedizin, in der Technologie den Menschen nicht ersetzt, sondern **freisetzt** – für das, was keine Maschine kann: zuhören, verstehen, begleiten.

■■ Merksatz

Der digitale Avatar macht aus Zahnmedizin eine präzise, vorausschauende Gesundheitsstrategie – und gibt Ihnen die Kontrolle über die Zukunft Ihres Lächelns.

Literatur

Kamm K, Alamouti C, Weihe S (2026) Weiterentwicklung, Möglichkeiten und Integration moderner Diagnostik: Arbeiten mit der digitalen Bildgebungsplattform Ray 5D. *Quintessenz Zahntechnik* 52(2):2–10

Meto A et al (2025) The integration of cone beam computed tomography, artificial intelligence, augmented reality, and virtual reality in dental diagnostics, surgical planning, and education: a narrative review. *Applied Sciences* 15:6308

Ntovas P et al (2025) Accuracy of 3-dimensional virtual patient representation using different digital integration techniques and four facial scanners: a clinical validation study. *J Prosthet Dent* S0022-3913(25)00838-8

Schwendicke F, Golla T, Dreher M, Krois J (2020) Convolutional neural networks for dental image diagnostics: a scoping review. *J Dent Res* 99(11):1288–1295

Shujaat S et al (2021) Integration of imaging modalities in digital dental workflows – possibilities, limitations, and potential future developments. *Dentomaxillofac Radiol* 50:20210268

Shuto T et al (2025) Facial scans in clinical dentistry and related research: a scoping review. *Cureus* 17:e81662

Weihe S, Collins D, Röers A (2024) Ein Gesichtsscanner als Ausgangspunkt digitaler Prozesse: Arbeiten mit dem Scanner RAYFace. *Quintessenz Zahntechnik* 50:158–171

3D-Druck und neue Materialien

Inhaltsverzeichnis

C. Alamouti, *Zahngesundheit als Schlüssel zur Langlebigkeit*,
https://doi.org/10.1007/978-3-662-73692-0_37

Von der Werkbank ins Drucklabor

Früher brauchte Zahnersatz oft Wochen: Abdruckmasse im Mund, Gipsmodell im Labor, mehrere Anproben, Wartezeit mit Provisorium. Heute kann vieles innerhalb eines Tages passieren – dank **3D-Druck und digitaler Fertigung**.

Wie funktioniert 3D-Druck in der Zahnmedizin?

1. **Digitaler Scan** – Anstelle eines Abdrucklöffels wird das Gebiss berührungslos mit einem Intraoralscanner erfasst.
2. **Digitale Modellierung** – Die geplante Krone, Schiene oder Prothese wird am Computer entworfen, idealerweise direkt im Kontext eines digitalen Avatars (siehe ▶ Kap. 36).
3. **Druckprozess** – Schicht für Schicht baut ein 3D-Drucker das Werkstück auf – mit hoher Präzision und individueller Passform.
4. **Nachbearbeitung und Politur** – für perfekte Oberfläche und Ästhetik.

Die **CAD-Weiterverarbeitung** profitiert erheblich davon, wenn alle Daten – DVT, Intraoralscan, Gesichtsscan – in einem einheitlichen Koordinatensystem vorliegen. Was früher fragmentiert war, ist heute integriert: Planungs- und Fertigungsdaten gehen verlustfrei vom digitalen Avatar in den Druckprozess über (Kamm et al. 2026).

37

Anwendungsgebiete

- **Kronen, Inlays, Veneers** – oft in einer einzigen Sitzung (Chairside-Fertigung)
- **Implantat-Bohrschablonen** – für millimetergenaue Positionierung bei der OP
- **Aligner-Schienen** – unsichtbare Zahnkorrektur, in Serie produziert
- **Sport- und Knirscherschienen** – exakt an die individuelle Bisslage angepasst
- **Provisorien und Langzeitprovisorien** – passgenau und stabil

Neue Materialien – mehr als nur „Plastik"

Hochleistungskeramiken – bruchfest, hochästhetisch, biokompatibel

Hybridmaterialien – Kombination aus Keramik und Polymer für Flexibilität und Festigkeit

Metallfreie Hochleistungspolymere – leicht, allergiefrei und erstaunlich langlebig

Bioprinting (in Entwicklung) – gedruckte Gerüststrukturen aus lebenden Zellen, die sich zu funktionsfähigem Gewebe entwickeln sollen

Die heutigen 3D-Druckmaterialien sind bereits eine Revolution gegenüber denen von vor zehn Jahren. Die **Langzeitdaten** zu gedruckten Restaurationen werden aktuell intensiv erforscht, um den klinischen Einsatz auf definierte Indikationen weiter abzusichern.

Die Demokratisierung der Qualität

Was mich an dieser Entwicklung besonders begeistert: Früher war hochpräziser Zahnersatz an ein großes Dentallabor gebunden. Heute kann eine gut ausgestattete Praxis vergleichbare Qualität **direkt vor Ort** herstellen – schneller, passgenauer und mit weniger Kommunikationsverlusten zwischen Behandler und Labor.

Die **Kostenentwicklung** beschleunigt diesen Trend: 3D-Drucker für zahnmedizinische Anwendungen, die vor fünf Jahren noch 50.000 € oder mehr kosteten, sind heute für einen Bruchteil erhältlich. Die Materialkosten sinken, die Druckqualität steigt, die Software wird intuitiver. Das demokratisiert den Zugang – auch kleinere Praxen können profitieren.

Chairside-Fertigung: eine neue Patientenerfahrung

Die Herstellung direkt am Behandlungsstuhl verändert die Patientenerfahrung fundamental. Statt mehrerer Termine mit provisorischer Versorgung und Wartezeit gibt es **eine Sitzung**: Scan, Design, Fräsen oder Drucken, Einsetzen. Der Patient verlässt die Praxis mit der fertigen Versorgung.

Das spart nicht nur Zeit, sondern auch den unangenehmen Tragkomfort von Provisorien und das Risiko von Zwischenfällen in der Wartezeit.

Vorteile für Patienten

- **Schnelligkeit** – Fertigung oft am selben Tag, weniger Termine
- **Präzision** – digitale Planung eliminiert viele klassische Fehlerquellen
- **Komfort** – kein Abdrucklöffel, kein Würgereiz
- **Individualisierung** – jede Versorgung ist ein Unikat, millimetergenau angepasst

Ein Blick in die nahe Zukunft: Bioprinting

Der 3D-Druck mit biologischen Materialien steht noch am Anfang – aber die Perspektive ist faszinierend. Forscher arbeiten an **Scaffolds** (Gerüststrukturen), die mit körpereigenen Zellen besiedelt werden und sich zu funktionsfähigem Gewebe entwickeln. In der Knochenregeneration gibt es vielversprechende Tierversuche; in der Zahnmedizin sind wir noch in der Grundlagenforschung. Das langfristige Ziel: Zahnersatz, der nicht nur *aussieht* wie ein Zahn, sondern biologisch wie einer funktioniert.

Worauf es ankommt

- Nicht jede Praxis hat die Geräte und die Erfahrung – **Hightech ist nur so gut wie der Anwender**
- Die Materialwahl muss zum individuellen Fall passen (Belastung, Position, Ästhetik)
- Trotz schneller Herstellung zählt die Nachsorge – auch perfekt gedruckte Zähne brauchen Pflege

Merksatz

3D-Druck macht aus Zahnmedizin Präzisionsarbeit in Rekordzeit – individuell, komfortabel und auf höchstem technischen Niveau. Doch die Technik ersetzt weder die Diagnose noch das klinische Urteil. Sie ist ein Werkzeug – und in den richtigen Händen ein außergewöhnliches.

Literatur

Kamm K, Alamouti C, Weihe S (2026) Weiterentwicklung, Möglichkeiten und Integration moderner Diagnostik: Arbeiten mit der digitalen Bildgebungsplattform Ray 5D. *Quintessenz Zahntechnik* 52(2):2–10

Dascanio R, Alovisi M, Pasqualini D et al (2026) Durability of 3D-printed dental resin-based restorations: a systematic review. *J Dent* 144:105612

Perez A et al (2025) Integration and innovation in digital implantology – Part I: capabilities and limitations of contemporary workflows: a narrative review. *Applied Sciences* 15:12214

Künstliche Intelligenz in der Zahnmedizin

Inhaltsverzeichnis

C. Alamouti, *Zahngesundheit als Schlüssel zur Langlebigkeit*,
https://doi.org/10.1007/978-3-662-73692-0_38

Wenn Algorithmen sehen, was das menschliche Auge übersieht

Künstliche Intelligenz (KI) ist in der Zahnmedizin längst angekommen – nicht als Ersatz für den Zahnarzt, sondern als **digitaler Assistent**, der Daten schneller analysiert, Muster erkennt und Behandlungsvorschläge optimiert.

In meiner eigenen Praxis erlebe ich den Wandel täglich. Wo ich früher eine Initialkaries auf dem Röntgenbild übersehen konnte, markiert die KI sie zuverlässig – und vergleicht automatisch mit dem Bild von vor sechs Monaten. Wo ich früher subjektiv entscheiden musste, ob ein Knochenabbau fortschreitet, zeigt mir der Algorithmus die millimetergenaue Veränderung. Das macht mich nicht überflüssig – es macht mich besser. Denn die Entscheidung, was wir mit dieser Information tun, bleibt menschlich.

Die KI sieht Muster. Ich sehe den Patienten.

Was KI heute schon kann

Früherkennung von Karies und Knochenabbau KI-Software vergleicht Röntgenbilder und erkennt kleinste Veränderungen – oft bevor sie klinisch sichtbar sind.

Analyse von Intraoralscans Automatische Erkennung von Abnutzungen, Rissen oder Veränderungen der Zahnstellung.

Anatomische Segmentierung In modernen Plattformen wie Ray 5D trennt die KI Zähne, Wurzeln, Kieferknochen, Sinus, Atemwege und Nervenkanäle automatisch – die Grundlage für präzise chirurgische und prothetische Planung (Kamm et al. 2026).

Implantatplanung KI errechnet die optimale Implantatposition anhand von Knochenvolumen, Bisslage und ästhetischen Kriterien.

Risikoprognosen Basierend auf individuellen Faktoren wie Speichelanalyse, Mundhygiene, Lebensstil und Genetik.

Therapieoptimierung Simulation von Behandlungsergebnissen – etwa bei Aligner-Therapie oder prothetischer Versorgung.

Die Evidenz

Karies- und Parodontitis-Erkennung auf Röntgenbildern erreicht in Studien bereits eine Genauigkeit, die mit erfahrenen Zahnärzten vergleichbar ist – bei einigen Studien sogar leicht darüber. Aber die eigentliche Stärke liegt nicht in der Einzeldiagnose, sondern in der **Verlaufskontrolle**: KI-Systeme können Veränderungen über Jahre millimetergenau quantifizieren und Trends erkennen, die dem menschlichen Auge entgehen.

Das macht sie zum idealen Werkzeug für Prävention und Früherkennung – genau dort, wo Dental Longevity ansetzt.

Was KI (noch) nicht kann

- **Persönliche Beratung ersetzen** – Empathie bleibt menschlich
- **Entscheidungen im Alleingang treffen** – der Zahnarzt prüft und bewertet jedes KI-Ergebnis
- **Verantwortung übernehmen** – die bleibt immer beim behandelnden Team

KI ist kein Orakel. Sie ist ein **statistisches Werkzeug**, das auf Wahrscheinlichkeiten basiert. Ein falsch-positiver Befund kann zu unnötiger Behandlung führen, ein falsch-negativer zum Übersehen einer Erkrankung. Der geschulte klinische Blick bleibt unverzichtbar.

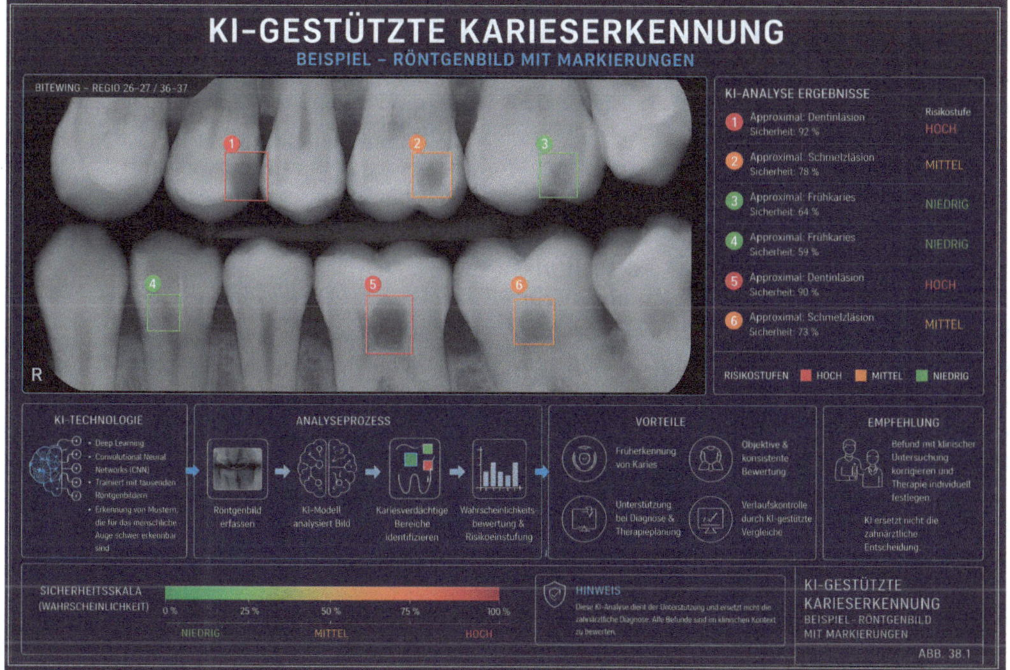

Abb. 38.1 KI-gestützte Karieserkennung. Beispiel eines Bitewing-Röntgenbildes mit KI-markierten Befunden und der Risikoeinstufung, ergänzt durch die Darstellung von KI-Technologie, Analyseprozess, Vorteilen und einem Hinweis auf die verbleibende klinische Verantwortung

Wie Deep Learning funktioniert

Deep Learning in der Zahnmedizin nutzt **konvolutionelle neuronale Netze (CNNs)**, die auf Tausenden annotierter Röntgenbilder trainiert werden. Die Stärke: Mustererkennung auf Pixel-Ebene, die dem menschlichen Auge entgehen kann.

Die Schwäche: ein **Black-Box-Charakter**. Der Algorithmus kann sagen, dass eine Karies vorliegt – aber nicht immer erklären, warum. **Explainable AI (XAI)** ist daher ein aktives Forschungsfeld, das KI-Entscheidungen nachvollziehbar machen soll. Für den klinischen Einsatz ist Nachvollziehbarkeit keine Option, sondern eine Pflicht.

Die ethische Dimension

KI-Systeme sind nur so gut wie die Daten, mit denen sie trainiert werden. Wenn diese Daten überwiegend von einer bestimmten Population stammen, funktioniert die KI bei anderen möglicherweise schlechter. Transparenz über die Trainingsgrundlagen, regelmäßige Validierung und die klare Kommunikation, dass die KI den Zahnarzt **unterstützt – nicht ersetzt**, sind entscheidend für das Vertrauen der Patienten.

Datenschutz kommt in der KI-Diskussion oft zu kurz. Wer KI-Diagnostik nutzt, überträgt Patientendaten an Algorithmen – oft cloudbasiert. Die DSGVO setzt klare Grenzen, aber die praktische Umsetzung variiert.

Als Behandler müssen wir sicherstellen, dass die Daten unserer Patienten geschützt sind, die KI-Anbieter transparent arbeiten und Patienten informiert zustimmen.

Die Ausbildungsfrage

Was mich als Mitgründer des **An-Instituts für Digitale Kompetenz in der Zahnmedizin** an der Universität Witten/Herdecke besonders beschäftigt: die Ausbildung. Zukünftige Zahnärzte müssen lernen, mit KI-Systemen zu arbeiten, ihre Ergebnisse zu interpretieren und ihre Grenzen zu kennen.

Digitale Kompetenz ist keine Zusatzqualifikation mehr – sie ist Kernkompetenz. Wer heute studiert, wird in seinem Berufsleben mit KI-Systemen arbeiten, ob er will oder nicht. Die Frage ist nur, ob gut oder schlecht. Unsere Aufgabe ist es, diese Kompetenz früh zu vermitteln – kritisch, praxisnah und mit klarem ethischen Kompass.

Warum das Zusammenspiel zählt

Die beste Zahnmedizin entsteht, wenn Hightech und menschliche Erfahrung **Hand in Hand arbeiten**:

- Der Zahnarzt bringt Empathie, klinisches Wissen und Erfahrung ein
- Die KI liefert objektive Daten, präzise Analysen und langfristige Verlaufsvergleiche

Gemeinsam entsteht etwas, das keine Seite allein leisten kann: **eine Zahnmedizin, die präzise und menschlich zugleich ist.**

Vorteile für Patienten

- **Frühere Diagnosen** – kleinere Eingriffe, höhere Zahnerhaltungschancen
- **Weniger subjektive Fehler** – Datenanalyse ist neutral und wiederholbar
- **Bessere Visualisierung** – Patienten sehen ihr Problem und die Lösung in Echtzeit

▪▪ Merksatz

Künstliche Intelligenz ist kein Zahnarzt-Ersatz, sondern ein Präzisionswerkzeug – und in den richtigen Händen wird daraus ein Frühwarnsystem für Ihr Lächeln.

Literatur

Abbott LP, Tredwin CJ, Weir T (2025) AI for caries detection from clinical images: systematic review and meta-analysis. *J Dent Res* 104(2):145–158

Arzani S, Aksari M, Jafari F et al (2025) Diagnostic accuracy of AI in caries detection on dental radiographs: a systematic review. *Dentomaxillofac Radiol* 54(1):20240189

Inchingolo AD, Dipalma G, Inchingolo AM et al (2025) Diagnostic support in dentistry through artificial intelligence: systematic review. *J Clin Med* 14(2):356

Kamm K, Alamouti C, Weihe S (2026) Weiterentwicklung, Möglichkeiten und Integration moderner Diagnostik: Arbeiten mit der digitalen Bildgebungsplattform Ray 5D. *Quintessenz Zahntechnik* 52(2):2–10

Meto A et al (2025) The integration of cone beam computed tomography, artificial intelligence, augmented reality, and virtual reality in dental diagnostics, surgical planning, and education: a narrative review. *Applied Sciences* 15:6308

Schwendicke F, Samek W, Krois J (2020) Artificial intelligence in dentistry: chances and challenges. *J Dent Res* 99(7):769–774

Wenn Schmerz bleibt – Nervensystem und Bruxismus

Inhaltsverzeichnis

C. Alamouti, *Zahngesundheit als Schlüssel zur Langlebigkeit*,
https://doi.org/10.1007/978-3-662-73692-0_39

Wenn das Nervensystem Schmerz lernt

Schmerz ist eigentlich eine sinnvolle Erfindung. Er sagt uns, dass etwas nicht stimmt. Nur leider bleibt er manchmal – auch wenn das Problem längst verschwunden ist.

Das Nervensystem hat eine erstaunliche Fähigkeit: Es kann lernen. Auch Schmerz. Man spricht dann von **zentraler Sensibilisierung**. Der Reiz wird stärker wahrgenommen, die Schwelle sinkt, das System bleibt in Alarmbereitschaft. Es ist, als hätte jemand den Lautstärkeregler hochgedreht – und vergessen, ihn wieder zurückzustellen.

Gerade im Kieferbereich sehen wir das häufig: Patienten berichten über diffuse Schmerzen, Druckgefühle, Verspannungen – ohne klaren Befund.

Bruxismus: mehr als ein mechanisches Problem

Bruxismus – das nächtliche Knirschen und Pressen – betrifft je nach Studie und Definition **8 bis 31 % der Erwachsenen**. Die Dunkelziffer ist hoch, denn viele Betroffene wissen nichts davon. Die Kaumuskulatur kann Kräfte von über 400 N erzeugen – genug, um Zahnschmelz abzuschleifen, Keramikkronen zu brechen und das Kiefergelenk zu überlasten.

Bruxismus ist in diesem Zusammenhang weniger ein mechanisches Problem als ein **Ausdruck innerer Spannung**. Der Körper sucht sich einen Weg, Druck abzubauen. Die Kaumuskulatur ist dafür ideal – stark, ausdauernd, immer verfügbar.

AUS DER PRAXIS – Fallbeispiel: Wenn der Schmerz bleibt

Frau H., 47, kam mit chronischen Kieferschmerzen – seit drei Jahren, nach einer komplizierten Wurzelbehandlung. Alle Befunde waren unauffällig. Der Zahn war gut versorgt, das Röntgenbild sauber. Aber der Schmerz blieb.

Erst als wir verstanden, dass ihr Nervensystem den Schmerz **gelernt** hatte, konnten wir anders ansetzen: Physiotherapie für die Kaumuskulatur, Entspannungstechniken, eine angepasste Schiene – und das ehrliche Gespräch darüber, dass Schmerz manchmal keine zahnmedizinische Lösung hat, sondern eine neurologische.

Nach einigen Monaten berichtete sie, dass der Schmerz „leiser" geworden sei. Nicht weg, aber erträglich. Manchmal ist das der wichtigste Fortschritt.

Warum die klassische Schiene nicht reicht

Die klassische Aufbissschiene schützt die Zähne vor mechanischer Zerstörung. Das ist wichtig. Aber sie behebt nicht die Ursache. Die liegt oft tiefer: Stress, unterdrückte Emotionen, Schlafstörungen – oder eine Kombination aus allem.

Ein modernes Bruxismus-Management denkt daher ganzheitlich:

- **Schienentherapie** zum Schutz der Zähne
- **Physiotherapie** für die Kaumuskulatur
- **Stressmanagement** und Entspannungstechniken
- **Schlafdiagnostik**, wenn nächtliche Atemstörungen vermutet werden
- **Psychologische Begleitung**, wenn die emotionale Komponente überwiegt

Was Sie selbst tun können

Wenn Schmerz zum Dauerzustand geworden ist, gilt zunächst: **Lassen Sie sich nicht abspeisen mit „da ist nichts“.** Chronischer Schmerz ist real, auch wenn kein Befund sichtbar ist.

- Suchen Sie einen Zahnarzt, der **Funktionsdiagnostik** beherrscht und interdisziplinär denkt
- **Physiotherapie** für die Kaumuskulatur ist kein Luxus, sondern oft der Schlüssel
- **Progressive Muskelrelaxation** und andere Entspannungstechniken entlasten das Nervensystem
- **Psychologische Begleitung** ist kein Zeichen von Schwäche, sondern von Verständnis für die Komplexität des Systems

Was ich meinen Patienten mit chronischen Kieferschmerzen sage: Sie sind nicht verrückt, und Ihre Schmerzen sind real – auch wenn kein Befund sichtbar ist. Das Nervensystem hat ein Gedächtnis, und manchmal braucht es Zeit und einen multimodalen Ansatz, um dieses Gedächtnis umzuschreiben.

Für Angehörige

Wenn Ihr Partner nachts knirscht, sprechen Sie es behutsam an. Viele Betroffene wissen nichts davon. Ein einfacher Selbsttest: morgens beim Aufwachen auf **Kieferschmerzen, Kopfschmerzen oder Verspannungen** achten. Wenn diese Symptome regelmäßig auftreten, ist ein Zahnarztbesuch mit Funktionsdiagnostik sinnvoll.

Ergänzende Verfahren: Ohrakupunktur

Es gibt in der Medizin Verfahren, die nicht im Zentrum stehen, aber am Rand hilfreich sein können. **Ohrakupunktur** gehört dazu. Einige Patienten berichten über eine spürbare Entlastung bei Schmerzen oder Stress. Die wissenschaftliche Datenlage ist nicht eindeutig, aber es gibt Hinweise auf unterstützende Effekte – vor allem über das Nervensystem.

Solche Methoden ersetzen keine fundierte Diagnostik oder Therapie. Aber sie können ergänzen – als Teil eines multimodalen Ansatzes bei einem System, das aus vielen Komponenten besteht.

▪▪ Kernaussage

Schmerz ist nicht immer ein Ort – manchmal ist er ein Zustand. Die klassische Schiene schützt die Zähne. Das ist wichtig. Aber sie löst nicht immer das eigentliche Problem. Manchmal braucht es mehr: Verständnis, Entlastung, Regulation.

Literatur

Da-Cas CD, Bhatt AG, Tiwari BS et al (2024) Risk factors for temporomandibular disorders: a systematic review. *J Oral Rehabil* 51(3):448–468

Warzocha J, Kawala B, Underkofler L et al (2024) Etiologic factors of temporomandibular disorders. *Dent Med Probl* 61(2):283–291

Robotik in der Zahnmedizin

Inhaltsverzeichnis

C. Alamouti, *Zahngesundheit als Schlüssel zur Langlebigkeit*,
https://doi.org/10.1007/978-3-662-73692-0_40

Von der Idee zur Realität

Robotik in der Zahnmedizin klingt für viele wie Science-Fiction – bis man sieht, was international bereits möglich ist. Von chirurgischen Robotern über Anlieferungs- und Reinigungsroboter bis hin zu humanoiden Empfangsassistenten gibt es schon heute Systeme, die nicht den Zahnarzt ersetzen, sondern das Praxisteam entlasten.

Wo Roboter heute schon arbeiten

Chirurgische Assistenzroboter Systeme wie **Yomi®** (Neocis, USA) unterstützen bei Implantatoperationen: präzise Bohrführung nach digitaler Planung, millimetergenau, mit Echtzeit-Korrektur. Das **Perceptive-System** (Perceptive Inc.) geht noch einen Schritt weiter und verbindet KI-gestützte Diagnostik mit autonomer Präparation. In China ist das **Yakebot**-System bereits im klinischen Einsatz und führt Implantationen teilautonom unter zahnärztlicher Aufsicht durch. Der Vorteil solcher Systeme: weniger Abweichung von der Planung, höhere Sicherheit durch automatische Stopps bei Nähe zu kritischen Strukturen wie dem Nervus alveolaris inferior, kürzere OP-Zeit.

Anlieferungs- und Lagerhaltungsroboter Mobile Einheiten transportieren steril verpackte Instrumente, Verbrauchsmaterial oder Laborarbeiten innerhalb der Praxis oder Klinik. Automatisierte **Greifarm-Lagersysteme** verwalten Verbrauchsmaterial und Instrumente. Das reduziert Laufwege, Wartezeiten und Fehlerquoten bei der Materialausgabe.

Reinigungs- und Desinfektionsroboter Autonome **Saugroboter** reinigen Bodenflächen außerhalb der Behandlungszeiten. **UV-C-Desinfektionsroboter** desinfizieren die Raumluft und Oberflächen – besonders interessant für OP- und Prophylaxeräume.

Humanoide Service-Roboter In Asien bereits im Einsatz: Systeme begrüßen Patienten, checken Termine, leiten sie in den Wartebereich oder geben grundlegende Informationen aus. **Safe-Check-Systeme** – vergleichbar mit Flughafenscannern – könnten in Zukunft Vitalparameter oder Fieber messen, bevor der Patient überhaupt das Behandlungszimmer betritt.

Was in den nächsten 5–10 Jahren realistisch ist

- **Kurzfristig (1–3 Jahre)**
  - Mehr chirurgische Assistenzsysteme bei komplexen Implantationen
  - Liefer- und Reinigungsroboter in größeren Zentren und Kliniken

- **Mittelfristig (3–5 Jahre)**
  - Integration humanoider Assistenten in Rezeption und Patientenaufnahme
  - Teilautomatisierte Instrumentenaufbereitung

- **Langfristig (5–10 Jahre)**
  - Vollautomatisierte Behandlungsunterstützung bei standardisierten Eingriffen (z. B. Fissurenversiegelung, Prophylaxe-Scans) unter zahnärztlicher Supervision
  - Haptic-Feedback-Systeme, die taktile Rückmeldung an den Chirurgen geben

Drei Argumente für Robotik

1. **Demokratisierung der Erfahrung** Ein junger Implantologe mit Roboter-Assistenz kann eine Präzision erreichen, für die er ohne Roboter Jahre an Erfahrung bräuchte. Das bedeutet nicht, dass Erfahrung unwichtig wird – im Gegenteil. Aber es bedeutet, dass die **Varianz zwischen guten und weniger guten Ergebnissen sinkt**. Das ist im Interesse jedes Patienten.

2. **Konstante Präzision** Roboter werden nicht müde. Ein Chirurg, der seine fünfte Implantation am Tag durchführt, ist weniger präzise als bei der ersten – das ist menschlich und unvermeidlich. Ein Assistenzsystem hält die Präzision konstant, unabhängig von Tageszeit oder OP-Nummer. Kein Argument gegen den Menschen – sondern **für ein Team aus Mensch und Maschine**.
3. **Haptisches Feedback** Haptic-Feedback-Systeme sind ein vielversprechender Entwicklungszweig: Roboter, die dem Chirurgen nicht nur visuelle, sondern auch taktile Rückmeldung geben – wie viel Widerstand der Knochen bietet, ob eine kritische Struktur nahe ist, ob die Bohrtiefe erreicht wurde. Das verbindet die Präzision der Maschine mit dem Fingerspitzengefühl des Menschen – eine Symbiose, die besser ist als jede Komponente allein.

Grenzen und Herausforderungen

- **Kosten:** Hochtechnologische Systeme sind teuer in Anschaffung und Wartung
- **Regulatorik:** Medizinprodukte-Zulassungen sind komplex, besonders in der EU
- **Akzeptanz:** Patienten und Personal müssen Vertrauen in die Technologie entwickeln
- **Integration:** Systeme müssen reibungslos mit bestehender Praxis-IT und Abläufen funktionieren

In Deutschland sind chirurgische Roboter in der Zahnmedizin noch die Ausnahme. Südkorea, die USA, Israel und China sind international Vorreiter. In Europa werden die regulatorischen Zulassungen in den nächsten Jahren folgen. Wer heute eine Praxis plant, sollte die räumlichen und technischen Voraussetzungen mitdenken – auch wenn die Anschaffung noch einige Jahre entfernt ist.

Warum Robotik kein Jobkiller ist

Roboter ersetzen nicht die **Empathie, das Fingerspitzengefühl und die Entscheidungsfähigkeit** menschlicher Behandler. Sie übernehmen Routineaufgaben, die Zeit fressen – und geben dem Team mehr Raum für Patientenkommunikation, Prävention und komplexe Behandlungen.

Was mich als Innovator antreibt: Robotik wird die Zahnmedizin nicht ersetzen – aber sie wird sie **gerechter** machen. Wenn chirurgische Präzision nicht mehr allein von der Erfahrung des Einzelnen abhängt, sondern durch Assistenzsysteme standardisiert wird, profitieren vor allem die Patienten. Weniger Komplikationen, kürzere OP-Zeiten, reproduzierbare Ergebnisse. Die Frage ist nicht *ob*, sondern *wann* – und wie wir den Übergang menschlich gestalten.

Merksatz

Robotik in der Zahnmedizin ist kein Zukunftstraum mehr – sie steht vor der Tür. Wer sie klug integriert, gewinnt nicht nur an Effizienz, sondern auch an Zeit für das, was in der Zahnmedizin unersetzlich ist: den Menschen.

Literatur

Mehta V, Gandhi Y, Garg A et al (2025) Accuracy assessment of robot-assisted dental implant placement: a systematic review. *Int J Oral Maxillofac Implants* 40(1):45–56

Tuygunov N, Kim YK, Lee JY et al (2025) Contemporary applications of robotic systems in dental implant surgery: a narrative review. *J Korean Assoc Oral Maxillofac Surg* 51(1):1–12

Zukunft der Prävention – Smarte Zahnbürsten und Biosensoren

Inhaltsverzeichnis

C. Alamouti, *Zahngesundheit als Schlüssel zur Langlebigkeit*,
https://doi.org/10.1007/978-3-662-73692-0_41

Badezimmer 4.0

Willkommen in der Zukunft der Mundgesundheit – oder besser gesagt: in Ihrem Badezimmer 4.0. Hier putzt nicht mehr „irgendwer" die Zähne, sondern ein vernetztes System aus Sensoren, Algorithmen und künstlicher Intelligenz.

Smart Devices – wenn die Zahnbürste mitdenkt

Die neuen Generationen elektrischer Zahnbürsten sind nicht mehr einfach rotierende Borsten mit Akku. Sie sind **Mini-Labore mit Sensorik, Bewegungstracking und Echtzeit-Feedback**. Sie erkennen, ob Sie zu stark drücken, welche Zahnflächen zu kurz kommen und in welchem Winkel Sie putzen.

Smarte Zahnbürsten von Oral-B und Philips tracken bereits heute Putzzeit, Andruck und abgedeckte Zonen. Die ersten randomisierten Studien zeigen dabei positive Ergebnisse: Patienten mit digitalem Feedback putzen nachweislich besser und erscheinen zuverlässiger zu Recall-Terminen (Song et al. 2024).

Speicheltests und Heimdiagnostik – das Labor im Mund

Was früher nur in Forschungslabors möglich war, wird bald Teil der häuslichen Routine: Speicheltests, die **Entzündungsmarker, pH-Wert oder Mikrobiom-Zusammensetzung** messen.

Noch einen Schritt weiter gehen **intelligente Beiß- und Schnarchschienen**, die über integrierte Mikro-Chips Speichelfluss, Kaudruck, nächtliches Knirschen oder Atemmuster aufzeichnen.

KI in der Prophylaxe – der digitale Behandlungsassistent

Schon heute können Apps anhand eines 3D-Scans oder Selfies erkennen:

- Plaque und Gingivitis
- Fehlstellungen und Abnutzungsspuren durch Bruxismus
- Zahnsteinbildung und beginnende Karies

KI-gestützte Intraoralscanner werten inzwischen Millionen von Bildpunkten aus und liefern präzisere Verlaufsdaten als je zuvor (siehe auch ▶ Kap. 38).

AUS DER PRAXIS – Fallbeispiel: Die smarte Schiene, die eine Atempause entlarvte

Herr T., 45, Berufspilot, testet eine smarte Schiene gegen Bruxismus. Nachts zeichnet sie Kaudruck und Atempausen auf. Die Auswertung zeigt: Er knirscht nicht wegen Stress – sondern weil seine Atemwege nachts verengt sind. Nach Anpassung seiner Schlafposition und einer gezielten Funktionstherapie gehen Knirschen und morgendliche Kopfschmerzen zurück.

▪▪ Merke

Smarte Diagnostik deckt Zusammenhänge auf, die klassischer Behandlung oft verborgen bleiben.

Die Vision: vernetzte Prävention

Stellen Sie sich vor: Ihre Zahnbürste erkennt am Morgen, dass Ihr Speichel-pH niedriger ist als üblich – vielleicht haben Sie gestern Abend spät Wein getrunken. Sie empfiehlt eine weniger abrasive Zahnpasta und eine zusätzliche Mundspülung mit Fluorid. Ihr Zahnarzt sieht im Dashboard, dass Ihre Putzqualität in einer bestimmten Region nachgelassen hat, und schickt eine freundliche Erinnerung. Beim nächsten Termin ist das Gespräch zielgerichteter, die Prophylaxe effektiver.

Das ist keine Zukunftsmusik – die Technologien existieren bereits einzeln. Was fehlt, ist die **Integration**:

- Ein Sensor in der Zahnbürste misst den pH-Wert des Speichels
- Eine App analysiert die Putzgewohnheiten und gibt personalisierte Tipps
- Der Zahnarzt erhält anonymisierte Daten und kann das Recall-Intervall anpassen
- Der Patient wird zum aktiven Partner seiner Mundgesundheit

Nicht durch mehr Aufwand – sondern durch klügere Werkzeuge.

Chancen und Grenzen

Chancen

- Frühwarnung durch smarte Geräte
- Personalisierte Prävention auf Datenbasis
- Motivation durch Echtzeit-Feedback

Grenzen

- Datenschutz und medizinische Verantwortung
- Fehlinterpretationen durch Laien
- Die Illusion, Zahnpflege sei „nur noch App-gesteuert"

Was Technologie nicht kann

Die beste Technologie nützt nichts, wenn die Grundlagen nicht stimmen. Eine smarte Zahnbürste, die perfekt putzt, deren Besitzer aber nie Interdentalbürsten benutzt, löst nur die Hälfte des Problems. Ein Telemonitoring-System, das den Zahnarzt warnt, hilft nicht, wenn der Patient den Recall-Termin absagt.

Technologie ist ein Verstärker – sie macht gute Gewohnheiten besser, aber sie ersetzt keine Gewohnheiten.

Die größte Herausforderung bei Smart-Prevention-Tools ist, die Motivation aufrechtzuerhalten. Die meisten Nutzer verlieren nach vier bis sechs Wochen das Interesse an einer App. Gamification-Elemente, personalisierte Challenges und die Integration in bestehende Routinen können helfen – aber letztlich bleibt die **intrinsische Motivation** der stärkste Motor. Die beste App der Welt ersetzt nicht den inneren Entschluss, sich um seine Zähne zu kümmern.

Kernaussage

KI wird nie müde – nutzen wir das für unsere Gesundheit. Die Zukunft der Prävention ist unsichtbar, integriert, wirksam. Und sie liegt nicht in der Technik selbst, sondern in der klugen Verbindung von Hightech, Präzision und Bewusstsein.

Literatur

Song Y, Zhang J, Wang L et al (2024) Telemonitoring devices improve oral hygiene and brushing behavior: a randomized controlled trial. *J Dent* 141:104812

Schwendicke F, Samek W, Krois J (2020) Artificial intelligence in dentistry: chances and challenges. *J Dent Res* 99(7):769–774

Ganzheit und Gesellschaft

Inhaltsverzeichnis

Nachhaltigkeit und Green Dentistry

Inhaltsverzeichnis

C. Alamouti, *Zahngesundheit als Schlüssel zur Langlebigkeit*,
https://doi.org/10.1007/978-3-662-73692-0_42

Zahnmedizin ist Hightech – und Hightech braucht Ressourcen. Was viele vergessen: Jede sterile Verpackung, jede Einmalabsaugkanüle, jedes Wattestäbchen hinterlässt Spuren – nicht nur auf der Rechnung, sondern auch auf unserem Planeten.

Planetary Health Dentistry – Gesundheit endet nicht am Behandlungsstuhl

Gesunde Zähne und ein gesunder Planet gehören zusammen. Das Konzept der Planetary Health Dentistry denkt Zahnmedizin als Teil eines größeren Ökosystems: Wie wir behandeln, beeinflusst nicht nur den einzelnen Patienten – sondern auch Wasser, Luft, Boden und Klima.

Der ökologische Fußabdruck der Zahnmedizin: Millionen Einwegartikel pro Jahr allein in Deutschland, energieintensive Sterilisationsprozesse, chemische Rückstände aus Desinfektions- und Röntgenentwicklerlösungen, CO_2-intensive Lieferketten durch globale Dentalindustrie.

Was „grün" in der Praxis konkret heißt: 1. Digitale Prozesse statt Papier und Plastik. 2. Energieeffizienz und Gebäudetechnik (LED, Wärmerückgewinnung, Ökostrom). 3. Nachhaltige Materialien (Komposite ohne Bisphenol A, biokompatible Keramiken). 4. Abfallmanagement und Recycling. 5. Lokale Lieferketten.

Digitalisierung als grüner Hebel: Wer digital arbeitet, spart nicht nur Zeit, sondern auch Emissionen – kein Versand physischer Modelle, virtuelle Fallbesprechungen, papierlose Dokumentation.

Zukunft: Kreislauf statt Verbrauch – Materialien, die CO_2-neutral hergestellt, biologisch abbaubar oder rückführbar in den Produktionskreislauf sind.

- **Kernaussage:** Nachhaltigkeit in der Zahnmedizin beginnt nicht bei der Verpackung – sondern bei der Haltung. Wer Verantwortung lebt, behandelt gesünder – für Mensch und Umwelt.

Green Dentistry bedeutet nicht, auf Fortschritt zu verzichten – sondern ihn so zu gestalten, dass auch die nächste Generation noch atmen, lachen und kauen kann.

Ein einziger konventioneller Abdrucklöffel verursacht in Herstellung und Entsorgung erhebliche CO_2-Emissionen. Digitale Abformung spart Material, Transport, Lagerung und reduziert Abfall. Was „grün" konkret heißt: Digitale Prozesse statt Papier, LED und Ökostrom, nachhaltige Materialien ohne Bisphenol A, Abfallmanagement mit Rücknahmeprogrammen, lokale Lieferketten. Digitalisierung ist nicht nur Hightech – sie ist auch Klimaschutz. Eine nachhaltige Praxis ist kein Dogma, sondern ein Signal. Patienten spüren, wenn eine Praxis bewusst mit Ressourcen umgeht.

Einige Praxis haben begonnen, den ökologischen Fußabdruck bewusst zu reduzieren: digitale Abformung statt Silikonabdrücke, wiederverwendbare Absaugkanülen wo hygienisch vertretbar, LED-Beleuchtung in allen Behandlungsräumen, und die konsequente Nutzung von Telemedizin für Beratungsgespräche, die keinen physischen Kontakt erfordern. Das spart nicht nur Ressourcen, sondern auch Zeit – für uns und für unsere Patienten.

Ein Thema, das selten diskutiert wird: die globale Zahnmedizin-Lieferkette. Implantate werden in der Schweiz gefertigt, Keramikblöcke in Deutschland, Komposite in Japan, und das ganze Material fliegt einmal um die Welt, bevor es in Ihren Zahn kommt. Die CO_2-Bilanz eines einzelnen Implantats umfasst Rohstoffgewinnung, Fertigung, Verpackung, Transport, Sterilisation und Entsorgung. Lokale Lieferketten, digitale Fertigung vor Ort und die Reduktion von Einwegmaterialien sind die drei wirksamsten Hebel für eine nachhaltigere Zahnmedizin.

Ein konkretes Beispiel: Der Wechsel von konventionellen Silikonabdrücken zu digitalen Intraoral-Scans spart pro Patient durchschnittlich 200 g Silikonmaterial, eine Plastikverpackung und den Versandweg zum Labor. Multipliziert mit Tausenden Patienten pro Jahr wird daraus ein messbarer ökologischer Effekt. Die Investition in einen Scanner amortisiert sich nicht nur wirtschaftlich, sondern auch ökologisch – ein seltener Fall, in dem Nachhaltigkeit und Effizienz Hand in Hand gehen.

Was Patienten tun können: Fragen Sie Ihre Praxis nach ihrer Nachhaltigkeitsstrategie. Bringen Sie Ihren eigenen Becher zum Mundspülen mit. Wählen Sie Zahnbürsten aus nachhaltigem Material. Und vor allem: Nutzen Sie Prävention. Denn jeder Zahn, der nicht behandelt werden muss, spart Material, Energie und Ressourcen. Prävention ist die nachhaltigste Form der Zahnmedizin – für Mensch und Planet.

Der ökologische Fußabdruck einer Zahnarztpraxis lässt sich mit wenigen Kennzahlen erfassen: Energieverbrauch pro Behandlungsstunde, Abfallmenge pro Patient, Wasserverbrauch pro Tag, und Anteil digitaler vs. physischer Prozesse. Einige Praxen haben begonnen, diese Zahlen zu veröffentlichen – als Ausdruck ihrer Verantwortung und als Signal an Patienten, denen Nachhaltigkeit wichtig ist.

Literatur

Shinkai RSA, Del Bel Cury AA, Hedzelek W et al (2025) Environmental sustainability related to dental materials and oral health care: a systematic scoping review. J Dent 142:105398

Immunsystem und Entzündungskaskaden

Inhaltsverzeichnis

C. Alamouti, *Zahngesundheit als Schlüssel zur Langlebigkeit*,
https://doi.org/10.1007/978-3-662-73692-0_43

Der unsichtbare Dirigent

Das Immunsystem ist der unsichtbare Dirigent hinter vielen oralen Erkrankungen. Chronische Entzündungen im Mund – etwa durch Parodontitis oder versteckte Zahnherde – aktivieren Kaskaden, die den gesamten Körper belasten.

Wenn Sie eine unbehandelte Parodontitis haben, produziert Ihr Zahnfleisch täglich Entzündungsbotenstoffe, die in den Blutkreislauf gelangen. **Zytokine wie Interleukin-6 (IL-6), TNF-α und CRP** sind die Boten dieser stillen Belastung:

- Die **Leber** reagiert mit der Produktion von CRP, einem Akut-Phase-Protein, das als Entzündungsmarker im Blut messbar ist
- Das **Herz** wird durch die chronische Entzündung belastet – atherosklerotische Prozesse werden beschleunigt
- Im **Gehirn** können diese Botenstoffe die Blut-Hirn-Schranke passieren und neuroinflammatorische Prozesse anstoßen

Umgekehrt schwächen systemische Erkrankungen die lokale Abwehr im Mund. **Dental Longevity bedeutet daher auch: Entzündungsfreiheit im Mund als aktiver Beitrag zur systemischen Gesundheit.**

Inflammaging: der Schwelbrand des Alterns

Hinter diesen Zusammenhängen steht ein Konzept, das in der Longevity-Forschung zentral geworden ist: **Inflammaging** – eine chronisch niedriggradige Entzündung, die mit dem Alter zunimmt und als eigenständiger Risikofaktor für nahezu alle altersassoziierten Erkrankungen gilt. Sie ist der Schwelbrand hinter Arteriosklerose, Insulinresistenz, Sarkopenie und neurodegenerativen Prozessen.

Parodontitis ist einer der stillsten und zugleich am besten modifizierbaren Treiber dieses Prozesses. Jeder behandelte Zahnherd senkt damit nicht nur lokal die Entzündungslast, sondern nimmt Druck aus dem gesamten Alterungssystem. Das ist die gute Nachricht: Parodontitis ist eine der wenigen systemisch relevanten Entzündungsquellen, die gezielt und messbar therapiert werden kann.

Die Evidenz: wie viel CRP senkt Parodontaltherapie?

Mehrere aktuelle Meta-Analysen zeigen, dass nicht-chirurgische Parodontaltherapie systemische Entzündungsmarker messbar reduziert. Nach sechs Monaten findet sich typischerweise eine CRP-Reduktion von rund 0,69 mg/L; vergleichbare Größenordnungen zeigen sich für hs-CRP (etwa 0,56 mg/L) und IL-6 (etwa 0,48 pg/ml). Diese Effektgrößen liegen in der Dimension, die auch durch Lebensstilinterventionen oder niedrig dosierte Statine in der Primärprävention erreicht werden.

Aktuelle Meta-Analysen bestätigen zudem eine moderate Evidenz für eine Reduktion von IL-6 und systolischem Blutdruck nach Parodontaltherapie – der kardiovaskuläre Mechanismus ist damit stärker belegt als jemals zuvor.

AUS DER PRAXIS – Fallbeispiel: Als das Zahnfleisch lauter wurde als vermutet

Herr K., 58, wurde seit Jahren von seinem Internisten wegen eines erhöhten hsCRP-Werts beobachtet – ohne klare Ursache. Keine Infektion, kein Rheuma, keine Autoimmunerkrankung. Erst als wir die fortgeschrittene Parodontitis diagnostizierten und systematisch behandelten, normalisierte sich der Wert innerhalb weniger Monate.

Sein Internist rief mich an und sagte: *„Ich hätte nicht gedacht, dass Zahnfleisch so laut sein kann.“*

Typisch für eine erfolgreiche Parodontaltherapie ist eine CRP-Reduktion von 0,5–0,7 mg/L – eine Effektgröße, die in der Primärprävention kardiovaskulärer Erkrankungen klinisch relevant ist.

▪▪ Kernaussage

Chronische Entzündungen im Mund sind keine Lokalangelegenheit. Wer sie beseitigt, investiert in seine Langlebigkeit.

Diabetes: eine Beziehung mit Zahlen

Parodontitis und Typ-2-Diabetes stehen in einer bidirektionalen Beziehung: Diabetes verschlechtert Parodontitis, Parodontitis verschlechtert die glykämische Kontrolle. Eine große randomisierte Interventionsstudie zeigte, dass eine intensive Parodontaltherapie den HbA1c-Wert bei Typ-2-Diabetikern über zwölf Monate signifikant und stabiler senkt als reine Mundhygieneinstruktion – mit einer Effektgröße, die mit der Hinzunahme eines zusätzlichen oralen Antidiabetikums vergleichbar ist.

Rheumatoide Arthritis: wo der Mund mutmaßlich mitschreibt

Besonders eindrücklich zeigt sich der orale Einfluss bei der **rheumatoiden Arthritis**. *Porphyromonas gingivalis* – einer der aggressivsten Parodontitiserreger – produziert das Enzym PPAD, das körpereigene Proteine citrullinieren kann. Genau gegen diese citrullinierten Peptide richten sich die charakteristischen Autoantikörper der RA (ACPA).

Die Mundhöhle kann damit nicht nur RA-Schübe verstärken, sondern möglicherweise sogar am Beginn des Autoimmunprozesses stehen. Eine konsequente Parodontaltherapie ist bei RA-Patienten daher mehr als adjuvante Maßnahme – sie ist ein Hebel an einer der mutmaßlichen Wurzeln der Erkrankung.

Neurodegeneration: biologisch plausibel, kausal noch offen

Eine der spannendsten und kontroversesten Forschungslinien verbindet Parodontitis mit **Alzheimer-Demenz**. 2019 wiesen Dominy und Kollegen *P. gingivalis* sowie dessen Virulenzfaktoren – die sogenannten Gingipaine – in Autopsiepräparaten von Alzheimer-Gehirnen und im Liquor Erkrankter nach. Sie zeigten zudem in **Tiermodellen**, dass eine orale Infektion neuropathologische Veränderungen nach sich ziehen kann. Eine der meistdiskutierten Arbeiten der letzten Jahre.

Wichtig für die Einordnung: Die darauf aufbauende klinische Phase-II/III-Studie der Firma Cortexyme mit dem Gingipain-Inhibitor Atuzaginstat (COR388) verfehlte 2021 ihre primären Endpunkte – der erwartete kognitive Benefit blieb aus. Das widerlegt die Hypothese nicht – orale Bakterien und ihre Abbauprodukte finden sich tatsächlich im Alzheimer-Gehirn – aber es mahnt zur Zurückhaltung.

Die richtige Einordnung lautet derzeit: **biologisch plausibel, mechanistisch wachsend belegt, kausal noch offen**. Mein Umgang damit: Ich erwähne die Alzheimer-Parodontitis-Verbindung gegenüber Patienten mit Vorsicht, ohne Alarmismus. Parodontitis zu behandeln ist aus vielen guten Gründen sinnvoll – die Alzheimer-Prävention wäre ein potenzieller Zusatznutzen, kein Hauptargument.

Der Nervus vagus – die stille Standleitung

Es gibt einen Nerv, der fast nie erwähnt wird, wenn es um Zahnmedizin geht: der **Nervus vagus**. Er ist der längste Hirnnerv des Körpers, verläuft vom Hirnstamm durch Hals, Brust und Bauch, und steuert einen Großteil unseres parasympathischen Nervensystems – also alles, was mit Ruhe, Regeneration und Entzündungshemmung zu tun hat.

Der cholinerge antiinflammatorische Reflex ist eine der elegantesten Entdeckungen der modernen Immunologie. Entdeckt und beschrieben wurde er in den frühen 2000er-Jahren von Kevin Tracey und seiner Arbeitsgruppe: Signale aus dem Vagus hemmen über den α7-nikotinischen Acetylcholinrezeptor auf Makrophagen die Ausschüttung entzündungstreibender Zytokine wie TNF, IL-1β, IL-6 und IL-18.

Einfach ausgedrückt: Wenn der Vagus gut arbeitet, reguliert der Körper Entzündungen schneller herunter. Bei chronischem Stress, Schlafmangel oder Bewegungsmangel bleibt dieser Reflex gedämpft – Entzündungen persistieren länger.

HRV und Parodontitis: eine plausible Hypothese

Niedrige vagale Aktivität – messbar über die **Herzratenvariabilität (HRV)** – ist in der Inneren Medizin ein etablierter Marker für erhöhte systemische Entzündungslast und ungünstige kardiovaskuläre Prognose. Eine Meta-Analyse humaner Studien zeigt einen konsistenten inversen Zusammenhang zwischen HRV und Entzündungsmarkern wie CRP und IL-6.

Dass eine niedrige HRV direkt zu aggressiverem Parodontitis-Verlauf und schlechterer Heilung nach Eingriffen führt, ist klinisch plausibel, aber noch nicht durch belastbare Studien belegt – ein Forschungsfeld, das sich gerade öffnet.

Was den Vagus stärkt

Alles, was den Vagustonus verbessert, unterstützt indirekt auch die Entzündungsregulation im Mund:

- **Tiefe, langsame Nasenatmung** mit verlängerter Ausatmung – erhöht die HRV in kontrollierten Studien messbar
- **Kältereize**, etwa kaltes Wasser im Gesicht – stimulieren den Vagus über den Tauchreflex
- **Regelmäßige Bewegung**
- **Meditation und Achtsamkeit**
- **Sozialer Kontakt**
- **Guter, ausreichender Schlaf**

AUS DER PRAXIS – Fallbeispiel: Die therapieresistente Parodontitis

Herr F., 49, kam mit therapieresistenter Parodontitis. Wir behandelten konsequent – Scaling, Root Planing, engmaschiges Recall. Aber die Entzündungswerte sanken nur langsam. Im Gespräch stellte sich heraus: chronischer Arbeitsstress, Schlaf unter sechs Stunden, keine Bewegung. Seine HRV lag im unteren Bereich.

Parallel zu intensivierter Parodontaltherapie begann er, abends zehn Minuten bewusst zu atmen – langsam, durch die Nase, mit verlängerter Ausatmung. In den Folgemonaten stabilisierte sich sein Zahnfleisch deutlich.

Ob die Atemübung dabei ein kausaler Faktor war oder nur Teil eines insgesamt ruhigeren Lebensstils, lässt sich aus einem Einzelfall nicht ableiten. Die zugrunde liegende Physiologie – Vagusaktivierung durch verlängerte Ausatmung, gedämpfte Zytokinausschüttung – ist jedoch gut beschrieben. Die Kombination aus evidenzbasierter Standardtherapie und vagus-stützenden Lebensstilfaktoren ist aus meiner Erfahrung klinisch wertvoll.

Mund, Darm, Gehirn: ein vermutetes Wechselspiel

Der Vagusnerv verbindet auch Darm und Gehirn – die berühmte **Darm-Hirn-Achse**. Da der Mund das Eingangstor zum Darm ist, entsteht konzeptuell ein Dreieck: Mund – Darm – Gehirn, verbunden über den Vagus.

Mittlerweile gibt es belastbare Evidenz, dass **orale Bakterien ektopisch den Darm besiedeln** und dort TH1-Entzündungsreaktionen auslösen können – ein wichtiger mechanistischer Baustein, der die Verbindung zwischen Mundmikrobiom und systemischer Immunlage untermauert. Die Darmflora wiederum beeinflusst messbar den Vagustonus; und der Vagustonus wirkt auf die systemische Entzündungsregulation.

Ob diese Schleife tatsächlich geschlossen auf die orale Entzündungsregulation zurückwirkt, ist biologisch plausibel, aber noch nicht empirisch demonstriert. Wir haben es hier eher mit einem **vermuteten Wechselspiel** zu tun als mit einem bewiesenen Kreislauf – aber die bisherigen Befunde machen die Hypothese attraktiv. Fest steht: Kein Organ existiert isoliert.

„Immune Dentistry" – eine Rahmung, die ich für meine Arbeit nutze

In der akademischen Welt etabliert sich derzeit das Feld der **oral immunology** – die systematische Erforschung, wie orale Immunantworten Gesundheit und Krankheit im gesamten Organismus prägen. Ich fasse diese Denkweise im klinischen Alltag unter dem Begriff **Immune Dentistry** zusammen: eine Zahnmedizin, die das Immunsystem nicht als Nebeneffekt, sondern als Kernziel behandelt.

Die Idee: Jede Entzündung im Mund, jede versteckte Infektion, jedes immunogene Material belastet das Immunsystem. Wer diese Quellen systematisch identifiziert und beseitigt, gibt dem Immunsystem Kapazität zurück – für die Abwehr von Infektionen, für die Regeneration, für die Langlebigkeit.

Immune Dentistry ist keine neue Behandlung – es ist eine neue Denkweise. Und sie passt perfekt in das Konzept der Dental Longevity.

Was das für Ihre Alltagsentscheidungen bedeutet

Jedes Mal, wenn Sie **Zahnfleischbluten ignorieren**, akzeptieren Sie eine chronische Entzündungsquelle, die Ihr gesamtes System belastet. Jedes Mal, wenn Sie diese Entzündung durch professionelle Behandlung und konsequente Pflege beseitigen, entlasten Sie Ihr Immunsystem messbar.

Das ist keine Theorie – es zeigen die um 0,5–0,7 mg/L sinkenden CRP- und IL-6-Werte nach erfolgreicher Parodontaltherapie in zahlreichen klinischen Studien.

▪▪ Kernaussage

Der Nervus vagus ist die unsichtbare Brücke zwischen Stress und Entzündung, zwischen Darm und Gehirn, zwischen Lebensstil und Zahnfleisch. Dental Longevity ist damit auch Vagus-Pflege – und Vagus-Pflege ist Lebenspflege.

Literatur

Atarashi, K., Suda, W., Luo, C. *et al.* (2017) ‚Ectopic colonization of oral bacteria in the intestine drives TH1 cell induction and inflammation', *Science*, 358(6361), pp. 359–365.

Chapple, I.L.C., Bouchard, P., Cagetti, M.G. *et al.* (2017) ‚Interaction of lifestyle, behaviour or systemic diseases with dental caries and periodontal diseases', *Journal of Clinical Periodontology*, 44(Suppl 18), pp. S39–S51.

D'Aiuto, F., Gkranias, N., Bhowruth, D. *et al.* (2018) ‚Systemic effects of periodontitis treatment in patients with type 2 diabetes: a 12 month, single-centre, investigator-masked, randomised trial',

The Lancet Diabetes & Endocrinology, 6(12), pp. 954–965.

Deschner, J., Schröder, A., Weber, M. *et al.* (2024) ‚Advancing oral immunology for improving oral health', *International Journal of Oral Science*, 16(1), 39.

Dominy, S.S., Lynch, C., Ermini, F. *et al.* (2019) ‚Porphyromonas gingivalis in Alzheimer's disease brains: evidence for disease causation and treatment with small-molecule inhibitors', *Science Advances*, 5(1), eaau3333.

Franceschi, C., Garagnani, P., Parini, P., Giuliani, C. and Santoro, A. (2018) ‚Inflammaging: a new immune-metabolic viewpoint for age-related diseases', *Nature Reviews Endocrinology*, 14(10), pp. 576–590.

Hajishengallis, G. (2015) ‚Periodontitis: from microbial immune subversion to systemic inflammation', *Nature Reviews Immunology*, 15(1), pp. 30–44.

Hajishengallis, G. and Chavakis, T. (2021) ‚Local and systemic mechanisms linking periodontal disease and inflammatory comorbidities', *Nature Reviews Immunology*, 21(7), pp. 426–440.

Herrera, D., Molina, A., Buhlin, K. and Klinge, B. (2023) ‚Periodontal diseases and association with atherosclerotic disease', *Periodontology 2000*, 93(1), pp. 20–44.

Laborde, S., Allen, M.S., Borges, U. *et al.* (2022) ‚Effects of voluntary slow breathing on heart rate and heart rate variability: a systematic review and a meta-analysis', *Neuroscience & Biobehavioral Reviews*, 138, 104711.

Luthra, S., Orlandi, M., Hussain, S.B. *et al.* (2023) ‚Treatment of periodontitis and C-reactive protein: a systematic review and meta-analysis of randomized clinical trials', *Journal of Clinical Periodontology*, 50(1), pp. 45–60.

Machado, V., Botelho, J., Escalda, C. *et al.* (2021) ‚Serum C-reactive protein and periodontitis: a systematic review and meta-analysis', *Frontiers in Immunology*, 12, 706432.

Pavlov, V.A. and Tracey, K.J. (2012) ‚The vagus nerve and the inflammatory reflex – linking immunity and metabolism', *Nature Reviews Endocrinology*, 8(12), pp. 743–754.

Potempa, J., Mydel, P. and Koziel, J. (2017) ‚The case for periodontitis in the pathogenesis of rheumatoid arthritis', *Nature Reviews Rheumatology*, 13(10), pp. 606–620.

Ryder, M.I. (2020) ‚Porphyromonas gingivalis and Alzheimer disease: recent findings and potential therapies', *Journal of Periodontology*, 91(Suppl 1), pp. S45–S49.

Sanz, M., Marco del Castillo, A., Jepsen, S. *et al.* (2020) ‚Periodontitis and cardiovascular diseases: consensus report', *Journal of Clinical Periodontology*, 47(3), pp. 268–288.

Tracey, K.J. (2002) ‚The inflammatory reflex', *Nature*, 420(6917), pp. 853–859.

Wang, H., Yu, M., Ochani, M. *et al.* (2003) ‚Nicotinic acetylcholine receptor α7 subunit is an essential regulator of inflammation', *Nature*, 421(6921), pp. 384–388.

Williams, D.P., Koenig, J., Carnevali, L. *et al.* (2019) ‚Heart rate variability and inflammation: a meta-analysis of human studies', *Brain, Behavior, and Immunity*, 80, pp. 219–226.

Ihr Mund und Ihr Gehirn – Alzheimer, Depression, Kognition

Inhaltsverzeichnis

C. Alamouti, *Zahngesundheit als Schlüssel zur Langlebigkeit*,
https://doi.org/10.1007/978-3-662-73692-0_44

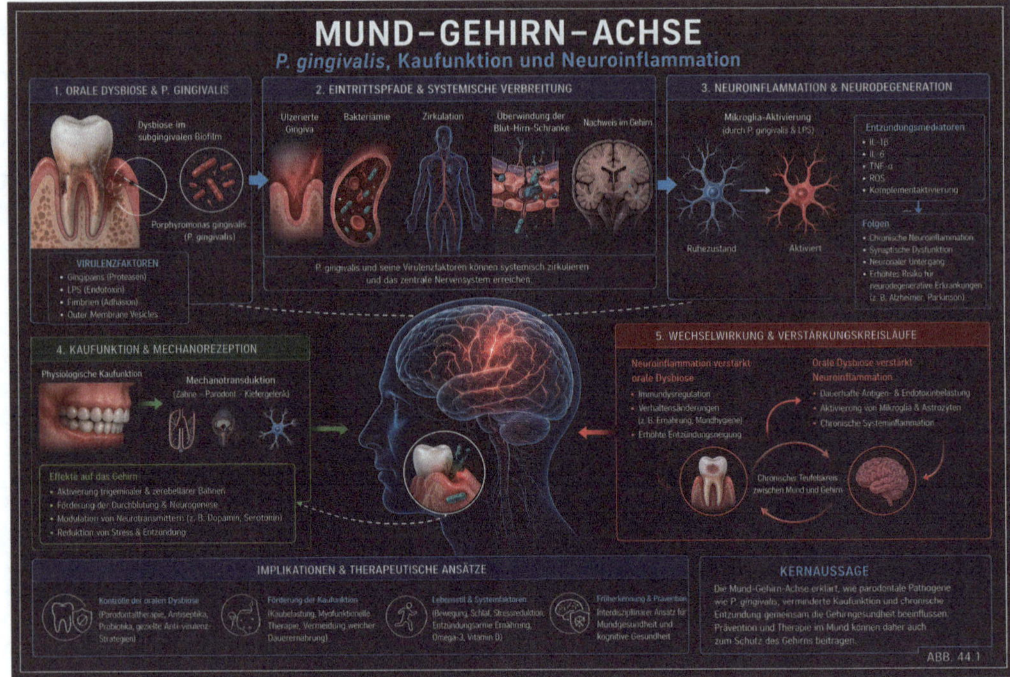

Abb. 44.1 Mund-Gehirn-Achse – P. gingivalis, Kaufunktion und Neuroinflammation. Die Grafik zeigt, wie parodontale Pathogene systemisch zirkulieren, die Blut-Hirn-Schranke überwinden können und zusammen mit reduzierter Kaufunktion chronische Neuroinflammation begünstigen

Ein Satz, den man als Zahnarzt nicht oft sagt

Es gibt Sätze, die man als Zahnarzt nicht oft sagt. Dieser gehört dazu:

Ein Bakterium aus Ihrem Zahnfleisch wurde im Gehirn von Alzheimer-Patienten gefunden.

Kein Scherz. Kein Clickbait. Wissenschaft.

P. gingivalis – der Erreger, der Grenzen überschreitet

Porphyromonas gingivalis ist einer der Hauptakteure bei Parodontitis – der chronischen Zahnfleischentzündung, die weltweit Millionen betrifft. Das wussten wir seit langem. Was wir seit einigen Jahren wissen: **Dieses Bakterium bleibt nicht im Mund.**

Eine Forschergruppe um Dominy veröffentlichte 2019 eine der meistdiskutierten Arbeiten der letzten Jahre: *P. gingivalis* und seine toxischen Enzyme – die sogenannten **Gingipaine** – wurden direkt im Gehirn von Alzheimer-Patienten nachgewiesen. Die Konzentration dieser Gingipaine korrelierte mit dem Ausmaß der Tau- und Amyloid-Pathologie – genau den Eiweißablagerungen, die Alzheimer charakterisieren.

Im Tierversuch reichte eine orale Infektion mit *P. gingivalis* aus, um das Gehirn zu besiedeln und die Produktion von **Amyloid-beta** anzukurbeln – einem Schlüsselprotein der Alzheimer-Erkrankung.

Die Evidenz einordnen

Mittlerweile gibt es über 50 Studien, die den Zusammenhang zwischen Parodontitis und Alzheimer untersuchen. Die Richtung ist konsistent: Parodontitis erhöht das Risiko für kognitiven Abbau.

▪▪ Wichtig für die Einordnung

Die klinische Phase-II/III-Studie der Firma Cortexyme mit dem Gingipain-Inhibitor Atuzaginstat verfehlte 2021 ihre primären Endpunkte – der erwartete kognitive Benefit blieb aus. Das widerlegt die Hypothese nicht, aber es mahnt zur Zurückhaltung. Die richtige Einordnung lautet derzeit: **biologisch plausibel, mechanistisch wachsend belegt, kausal noch offen.**

Das bedeutet nicht, dass die Mund-Gehirn-Verbindung eine Randnotiz ist. Es bedeutet nur, dass wir seriös kommunizieren müssen, was gesichert ist und was Hypothese bleibt.

Mehr als nur Alzheimer: drei weitere Verbindungen

Die Brücken zwischen Mund und Gehirn sind breiter, als die meisten ahnen:

Kauen stimuliert den Hippocampus Die Kaumuskulatur aktiviert über sensorische Nervenbahnen den Hippocampus – jene Hirnregion, die für Gedächtnis und räumliche Orientierung zuständig ist. Tierexperimente zeigen, dass Tiere mit reduzierter Kaufunktion – durch Zahnverlust oder Weichkost – schneller kognitive Defizite entwickeln. Meta-Analysen am Menschen zeigen: **Zahnverlust ist mit einem signifikant erhöhten Demenzrisiko assoziiert.** Zahnerhalt ist damit auch Neuroprävention.

Depression und Parodontitis – ein Teufelskreis Parodontitis erhöht systemische Entzündungsmarker, die depressive Symptome verstärken können. Umgekehrt pflegen depressive Patienten ihre Zähne seltener – was die Parodontitis verschlimmert. Ein bidirektionaler Kreislauf, der in beide Richtungen durchbrochen werden muss.

Schlaf als Verbindungsglied Schlafapnoe, Bruxismus und Kiefergelenksprobleme beeinflussen die Schlafqualität – und schlechter Schlaf ist einer der stärksten Risikofaktoren für neurodegenerative Erkrankungen. Wer hier ansetzt, wirkt gleich auf mehrere Ebenen.

AUS DER PRAXIS – Fallbeispiel 44.1: Was eine Patientin mich gelehrt hat

Frau R., 68, kam wegen lockerer Frontzähne. Fortgeschrittene Parodontitis, seit Jahren unbehandelt. Im Gespräch erzählte sie nebenbei, dass ihre Tochter sich Sorgen mache – *„Mama vergisst so viel in letzter Zeit."*

Ich bin kein Neurologe. Aber ich weiß, dass chronische Entzündungen im Mund nicht im Mund bleiben. Wir behandelten ihre Parodontitis, stoppten die Entzündung, stabilisierten die Zähne. Ob das ihrem Gedächtnis geholfen hat? Das kann ich nicht beweisen.

Aber ich weiß: Wir haben eine Entzündungsquelle beseitigt, die ihr Immunsystem seit Jahren belastet hat. Und manchmal ist genau das der entscheidende Beitrag.

Die Schlüsselposition der Zahnmedizin

Was mich an dieser Forschung am meisten bewegt: Wir sitzen an einer **Schlüsselposition**. Wenn die Verbindung zwischen Parodontitis und Alzheimer sich in den nächsten Jahren weiter bestätigt, könnte konsequente Zahnfleischpflege eine der effektivsten und günstigsten Präventionsmaßnahmen gegen Demenz sein – wirksamer und nebenwirkungsärmer als die meisten Medikamente, die bisher in klinischen Studien getestet wurden.

Wir sind noch nicht so weit, das als gesichert zu behaupten. Aber die Richtung ist klar. Und allein die Möglichkeit sollte Grund genug sein, Zahnfleischbluten endlich ernst zu nehmen.

Was Sie konkret tun können

Zahnfleischbluten ist kein Normalzustand. Es ist ein Warnsignal. Wenn Ihr Zahnfleisch blutet, ist es entzündet. Und wenn es entzündet ist, schickt es Botenstoffe in Ihren Blutkreislauf – und die erreichen auch Ihr Gehirn.

Konsequente Parodontalprävention ist mehr als Mundpflege:

- **Tägliche Interdentalreinigung** – erreicht dort, wo die Zahnbürste nicht hinkommt
- **Professionelle Zahnreinigung** – entfernt bakteriellen Biofilm, der sich nicht allein kontrollieren lässt
- **Regelmäßige Recall-Termine** – erkennen Entzündungen früh, bevor sie chronisch werden
- **Funktionelles Kauen erhalten** – feste, knackige Nahrung statt Dauer-Weichkost
- **Zahnverlust konsequent versorgen** – jede Lücke reduziert die Kaustimulation

Das ist **Gehirnpflege durch Mundpflege.** Neuroprävention. Und vielleicht die günstigste Alzheimer-Vorsorge, die es gibt.

Ausblick

Die Forschung zur Mund-Gehirn-Achse steht noch am Anfang – aber die Richtung ist klar. In den nächsten Jahren werden klinische Studien zeigen, ob konsequente Parodontaltherapie messbare Effekte auf kognitive Endpunkte hat. Wenn sich bestätigt, was die Grundlagenforschung nahelegt, wird das die Wahrnehmung der Zahnmedizin fundamental verändern – vom „Zahnarzt" zum **Mundmediziner**, der an der Schnittstelle zwischen Zahngesundheit und Hirngesundheit arbeitet.

Dental Longevity ist damit auch **kognitive Longevity**.

▪▪ Kernaussage

Ihr Zahnfleisch spricht mit Ihrem Gehirn. Jeden Tag. Die Frage ist nur, ob es gute oder schlechte Nachrichten sendet.

Literatur

Dominy, S.S., Lynch, C., Ermini, F. *et al.* (2019) ‚Porphyromonas gingivalis in Alzheimer's disease brains: evidence for disease causation and treatment with small-molecule inhibitors', *Science Advances*, 5(1), eaau3333.

Fang, W.L., Jiang, M.J., Gu, B.B. *et al.* (2018) ‚Tooth loss as a risk factor for dementia: systematic review and meta-analysis of 21 observational studies', *BMC Psychiatry*, 18(1), 345.

Hashioka, S., Inoue, K., Hayashida, M. *et al.* (2019) ‚Implications of systemic inflammation and periodontitis for major depression', *Frontiers in Neuroscience*, 12, 483.

de Almeida Hoff, E.A., Mello, R.A., Silva, D.S. *et al.* (2024) ‚Depression and the risk of developing temporomandibular disorders: systematic review and meta-analysis', *Journal of Oral Rehabilitation*, 51(8), pp. 1015–1027.

Kobayashi, T., Kubota, M., Takahashi, T. *et al.* (2018) ‚Chewing function and the hippocampus: evidence from neuroimaging and behavioural studies', *Archives of Oral Biology*, 92, pp. 1–8.

Narengaowa, Kong W., Lan, F. *et al.* (2021) ‚The oral-gut-brain axis: the influence of microbes in Alzheimer's disease', *Frontiers in Cellular Neuroscience*, 15, 633735.

Ryder, M.I. (2020) ‚Porphyromonas gingivalis and Alzheimer disease: recent findings and potential therapies', *Journal of Periodontology*, 91(Suppl 1), pp. S45–S49.

Zhang, P., Liu, Y., Jin, X. *et al.* (2025) ‚Alzheimer's disease-like pathology induced by *Porphyromonas gingivalis* in middle-aged mice is mediated by NLRP3 inflammasome via the microbiota-gut-brain axis', *Journal of Alzheimer's Disease*, 93(1), pp. 281–299.

Zhao, Y., Chen, J., Wang, L. *et al.* (2025) ‚Association between periodontal disease and Alzheimer's disease: a scoping review', *Frontiers in Aging Neuroscience*, 17, 1588008.

Psychologie und Verhaltensbiologie

Inhaltsverzeichnis

C. Alamouti, *Zahngesundheit als Schlüssel zur Langlebigkeit*,
https://doi.org/10.1007/978-3-662-73692-0_45

Warum Wissen nicht reicht

Wenn Wissen automatisch zu gutem Verhalten führen würde, hätten wir alle perfekte Zähne und null Stress. Tun wir aber nicht. Denn der Mensch ist kein rationaler Putzroboter, sondern ein **emotionaler Gewohnheitsmensch mit erstaunlicher Trägheit** – und einem Gehirn, das lieber alte Wege geht als neue.

Fast jeder Patient weiß, dass Zähneputzen wichtig ist. Aber zwischen Wissen und Machen liegt ein tiefer Graben aus Bequemlichkeit, Stress und „Ach, morgen fang ich an". Unser Gehirn ist so gebaut, dass es Energie spart – es liebt Routinen, auch wenn sie schlecht sind.

Psychologie ist in der Zahnmedizin kein weiches Thema. Sie ist das Fundament. **Verhalten ändert sich nicht, wenn man mehr weiß – sondern wenn man sich anders fühlt.**

Dopamin – das unsichtbare Belohnungssystem

Dopamin ist der kleine Trainer im Kopf, der ruft: *„Mach's nochmal, das war gut!"* Leider reagiert er nicht auf moralische Appelle, sondern auf **unmittelbare Belohnung**. Deshalb fällt es leichter, Netflix zu starten als Zahnseide zu benutzen.

Die Lösung: Mini-Belohnungen und Gewohnheitskopplung. Aus *„Ich muss Zähne putzen"* wird *„Ich starte meinen Feierabend"*. Aus *„Ich sollte Interdentalbürsten nutzen"* wird *„Nach dem Abendessen, bevor ich den Fernseher einschalte"*.

Gewohnheitsschleifen: Auslöser, Routine, Belohnung

Ein Konzept, das ich in der Patientenkommunikation besonders hilfreich finde, ist die Idee der **Gewohnheitsschleifen**: Auslöser – Routine – Belohnung.

Wer seine Zahnpflege an einen bestehenden Auslöser knüpft – etwa an das morgendliche Kaffeekochen –, baut eine Routine auf, die automatisch wird. Die Belohnung ist das saubere Mundgefühl nach dem Putzen. Das klingt trivial, aber die Verhaltensforschung zeigt klar: **Gewohnheiten, die an bestehende Routinen angedockt werden, halten deutlich länger als solche, die nur als Vorsatz formuliert werden.**

Nicht *„ich sollte mehr Zahnseide benutzen"* – sondern *„nach dem Abendessen nehme ich die Interdentalbürste, bevor ich den Fernseher einschalte"*.

Mini-Habits, Maxi-Wirkung

- Zahnseide beim Lieblingssong
- Mundspülung, während der Kaffee läuft
- Zahnbürste sichtbar auf dem Waschtisch statt im Schrank
- Interdentalbürsten neben die Kaffeemaschine legen

Selbstwirksamkeit – der stille Gamechanger

Viele Patienten glauben, Zahngesundheit sei Glück oder Genetik. Was sie wirklich brauchen, ist das Gefühl: *„Ich kann etwas verändern."*

Selbstwirksamkeit – das Gefühl, die eigene Gesundheit aktiv beeinflussen zu können – ist der stärkste Prädiktor für langfristige Verhaltensänderung. Patienten, die verstehen, *warum* sie etwas tun, halten länger durch als solche, die nur Anweisungen befolgen. Nicht die teuerste Zahnbürste macht den Unterschied, sondern das Erleben von Kontrolle.

Deshalb investiere ich in meiner Praxis bewusst Zeit in Aufklärung – nicht als Monolog, sondern als Dialog:

- Was motiviert Sie?
- Was hindert Sie?
- Was hat in der Vergangenheit funktioniert?

Die Antworten auf diese Fragen sind oft wertvoller als jede Behandlungsempfehlung.

Angst ohne das Wort Angst

Viele Patienten vermeiden Zahnarztbesuche nicht, weil sie faul sind – sondern weil sie **unbewusst Angst haben**. Nicht nur vor Schmerz, sondern vor Kontrollverlust, Scham, Geräuschen, Gerüchen.

Dentalphobie ist keine Lappalie: Sie betrifft bis zu 15 % der Bevölkerung in schwerem Ausmaß und führt dazu, dass Betroffene jahrelang keinen Zahnarzt aufsuchen, bis Schmerzen sie zwingen. Der Teufelskreis ist perfekt:

Vermeidung → schlechterer Zustand → aufwändigere Behandlung → mehr Angst → stärkere Vermeidung

In meiner Praxis nehme ich Dentalphobie ernst – nicht als Eigenart, sondern als behandelbares Problem. Was hilft:

- **Schmerzarme Techniken** und gut gesetzte Anästhesie
- **Ausführliche Aufklärung** – Wissen reduziert die Angst vor dem Unbekannten
- **Kontrolle zurückgeben** – ein vereinbartes Handzeichen zum Pausieren
- **Bei Bedarf Sedierung** – Lachgas oder andere Verfahren
- **Empathie als Therapie** – keine Freundlichkeit, sondern eine klinische Intervention

Der erste Schritt ist der schwerste. Aber er ist auch der wichtigste.

AUS DER PRAXIS – Fallbeispiel: Zwanzig Jahre Vermeidung

Herr M., 52, kam nach über zwanzig Jahren wieder zu einem Zahnarzt. Sein letzter Besuch als junger Mann war traumatisch gewesen – Schmerzen, das Gefühl, nicht ernst genommen zu werden. Seitdem hatte er jeden Termin vermieden. Als er kam, waren mehrere Zähne nicht mehr zu retten.

Wir haben nicht sofort behandelt. Wir haben zunächst geredet. Ich habe ihm den Ablauf erklärt, ein Handzeichen vereinbart, mit dem er jederzeit pausieren konnte, und die erste Sitzung bewusst kurz gehalten. Keine große Behandlung – nur Kennenlernen des Raums, der Geräusche, der Abläufe.

Nach sechs Monaten hatten wir seine Situation stabilisiert. Nach einem Jahr kam er aus eigenem Antrieb zum Recall. Heute sagt er: *„Ich habe nicht nur meine Zähne zurückbekommen, sondern auch das Gefühl, dass ich das hinkriege."* Das ist Selbstwirksamkeit in Reinform.

Nudge statt Zwang

Die **Nudge-Theorie** – sanftes Lenken ohne Zwang – findet auch in der Zahnmedizin Anwendung:

- Ein **Timer** auf der elektrischen Zahnbürste nudged zur richtigen Putzzeit
- Eine **freundliche SMS** erinnert an den Recall-Termin
- Die **sichtbare Platzierung** von Interdentalbürsten neben dem Waschbecken macht die Nutzung wahrscheinlicher als die Aufbewahrung im Schrank
- **Digitales Feedback** durch smarte Zahnbürsten verbessert Putzqualität und Recall-Treue messbar (siehe auch ▶ Kap. 41)

Kleine Veränderungen in der Umgebung können große Veränderungen im Verhalten bewirken.

Kreativität und Gesundheit

Ein Gedanke, der mir als Zahnarzt und Musiker besonders naheliegt: **Kreativität und Gesundheit gehören zusammen.**

Menschen, die kreativ tätig sind – ob Musik, Malerei, Schreiben oder Kochen –, haben nachweislich niedrigere Stresslevel, bessere Immunfunktion und höhere Lebenszufriedenheit. Und niedrigere Stresslevel bedeuten **weniger Bruxismus, weniger Cortisolbelastung, weniger Entzündungsaktivierung**. Dental Longevity profitiert von allem, was das Leben lebenswert macht.

■■ Kernaussage

Zähneputzen ist keine Technik – es ist eine Beziehung. Zu sich selbst, zum eigenen Körper, zum eigenen Leben. Wer sie pflegt, bleibt gesünder – im Mund und im Kopf.

Literatur

Armfield, J.M. and Heaton, L.J. (2013) ‚Management of fear and anxiety in the dental clinic: a review', *Australian Dental Journal*, 58(4), pp. 390–407.

Bandura, A. (1997) *Self-efficacy: The exercise of control*. New York: W.H. Freeman.

Clark, M.M., Bradley, K.L., Jenkins, S.M. *et al.* (2014) ‚The impact of lifestyle on health-related quality of life: a cross-sectional analysis', *Psychology Research and Behavior Management*, 7, pp. 71–79.

Gao, X., Lo, E.C.M., Kot, S.C.C. and Chan, K.C.W. (2014) ‚Motivational interviewing in improving oral health: a systematic review of randomized controlled trials', *Journal of Periodontology*, 85(3), pp. 426–437.

Ghaffari, M., Rakhshanderou, S., Ramezankhani, A. *et al.* (2018) ‚Oral health education and promotion programmes: meta-analysis of 17-year intervention', *International Journal of Dental Hygiene*, 16(1), pp. 59–67.

Song, Y., Zhang, J., Wang, L. *et al.* (2024) ‚Telemonitoring devices improve oral hygiene and brushing behavior: a randomized controlled trial', *Journal of Dentistry*, 141, 104812.

Thaler, R.H. and Sunstein, C.R. (2008) *Nudge: Improving decisions about health, wealth, and happiness*. New Haven: Yale University Press.

Wide Boman, U., Carlsson, V., Westin, M. and Hakeberg, M. (2013) ‚Psychological treatment of dental anxiety among adults: a systematic review', *European Journal of Oral Sciences*, 121(3), pp. 225–234.

Dental Longevity und biologisches Alter – Die fünf Säulen

Inhaltsverzeichnis

C. Alamouti, *Zahngesundheit als Schlüssel zur Langlebigkeit*,
https://doi.org/10.1007/978-3-662-73692-0_46

Warum niemand diese Frage stellt

In der Longevity-Szene misst man heute alles: Telomerlängen, epigenetische Uhren, VO2max, hsCRP. Man trackt den Schlaf, die Herzratenvariabilität, den Blutzucker.

Aber niemand fragt: **Wie viele Zähne haben Sie noch?**

Dabei wäre genau das eine der aussagekräftigsten Fragen.

46

Die Daten sind brutal ehrlich

Eine Meta-Analyse mit 75 Kohortenstudien zeigt: Menschen mit weniger Zähnen sterben früher. Nicht ein bisschen – sondern signifikant. Das relative Risiko für Gesamtmortalität bei starkem Zahnverlust liegt zwischen **1,5 und 2,3**. Für kardiovaskuläre Mortalität zwischen **1,7 und 2,9**.

Oder anders ausgedrückt: Wer alle Zähne verliert, hat ein ähnlich erhöhtes Sterberisiko wie ein Raucher.

Das ist keine Übertreibung. Das sind Zahlen aus prospektiven Kohortenstudien mit Hunderttausenden Teilnehmern und jahrelangem Follow-up.

Warum Zähne ein Biomarker sind

Zahnverlust ist kein isoliertes Ereignis. Er ist das **Endprodukt von Jahrzehnten** – von Entzündungen, Ernährungsfehlern, Stress, mangelnder Prävention, Rauchen, Diabetes. Zähne sind ein kumulativer Biomarker für die gesamte Gesundheitsgeschichte eines Menschen.

Und hier wird es für die Longevity-Community interessant: Chronische Parodontitis erhöht systemische Entzündungsmarker – IL-6, TNF-α, CRP. Genau die Marker, die als **Inflammaging** die Alterungsprozesse beschleunigen. Genau die Marker, die Peter Attia in *Outlive* als zentrale Treiber chronischer Erkrankungen beschreibt.

Der Mund ist eine der häufigsten Quellen für diese chronische Entzündung. Und trotzdem kommt er in keinem Longevity-Protokoll vor.

Das muss sich ändern.

Fallbeispiel – Zahnverlust als Frühwarnsystem

Herr D., 52, erfolgreicher Unternehmer, topfit. Lief Marathon, aß Bio, schlief acht Stunden. Sein Longevity-Coach hatte ihm ein beeindruckendes Protokoll zusammengestellt.

Dann verlor er einen Backenzahn. Dann einen zweiten. *„Das ist doch nur Pech“*, sagte er.

War es nicht. Es war eine seit Jahren unbehandelte Parodontitis. Seine CRP-Werte waren erhöht, seine Vitamin-D-Spiegel im Keller. Der Entzündungsherd in seinem Mund hatte sein gesamtes Immunsystem in Dauerstress versetzt – trotz Bio-Lachs und Meditationsapp.

Sein Longevity-Protokoll hatte alles bedacht. Außer seinen Mund.

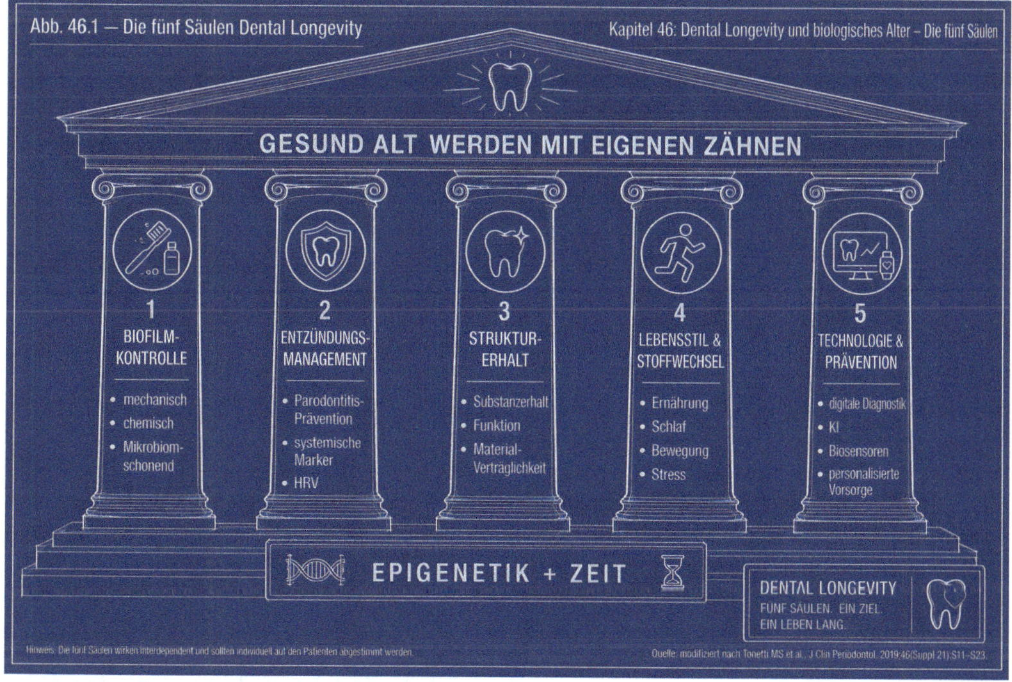

Abb. 46.1 Die fünf Säulen der Dental Longevity: Biofilmkontrolle, Entzündungsmanagement, Strukturerhalt, Lebensstil & Stoffwechsel sowie Technologie & Prävention. Gemeinsames Fundament ist das Zusammenspiel von Epigenetik und Zeit

Die fünf Säulen der Dental Longevity

Ich möchte Ihnen ein System vorstellen, das alles verbindet, worüber wir in diesem Buch gesprochen haben. Fünf Säulen, die zusammen entscheiden, ob Ihre Zähne – und damit ein Stück Ihrer Gesundheit – alt werden dürfen:

- **Säule 1 – Entzündungsfreiheit** Kein Zahnfleischbluten, keine versteckten Herde, kein chronischer Biofilm. Das ist die Basis. Ohne sie baut alles andere auf Sand.
- **Säule 2 – Funktionelle Balance** Ein harmonischer Biss, ein freies Kiefergelenk, keine nächtliche Zerstörung durch Knirschen. Ihr Kauapparat muss im Gleichgewicht sein.
- **Säule 3 – Biologische Versorgung** Die richtigen Nährstoffe (Vitamin D, Kalzium, Omega-3, Vitamin C), genug Speichel, ein stabiles Mikrobiom. Ihre Zähne brauchen Baumaterial – von innen.
- **Säule 4 – Substanzerhalt** Jeder Millimeter natürlicher Zahnsubstanz, der erhalten bleibt, verlängert die Lebensdauer des Zahns um Jahre. Minimalinvasiv denken, Prävention priorisieren, Reparatur hinauszögern.
- **Säule 5 – Bewusstes Verhalten** Routinen, die halten. Motivation, die bleibt. Ein Zahnarzt, dem Sie vertrauen. Und die Erkenntnis, dass Ihre Mundgesundheit kein Nebenschauplatz ist – sondern ein zentrales Zahnrad im Getriebe Ihrer Gesundheit.

Was Dental Longevity von anderen Gesundheitskonzepten unterscheidet: **Es ist messbar.** Entzündungsfreiheit lässt sich durch Taschenmessung und aMMP-8-Tests objektivieren.

Funktionelle Balance durch Funktionsanalyse und Kondylographie. Substanzerhalt durch digitale Verlaufskontrollen. Biologische Versorgung durch Laborwerte. Und bewusstes Verhalten durch Compliance-Tracking. Die fünf Säulen sind kein philosophisches Konzept – sie sind ein klinisches Framework mit messbaren Parametern.

Blue Zones – Was die am längsten lebenden Menschen anders machen

In Okinawa (Japan), Sardinien (Italien), Ikaria (Griechenland), Nicoya (Costa Rica) und Loma Linda (USA) leben überdurchschnittlich viele Menschen über 100 Jahre. Was haben sie gemeinsam? Pflanzenreiche Ernährung mit wenig Zucker, starke soziale Einbindung, tägliche Bewegung, Stressreduktion – und **auffällig gute Mundgesundheit**.

- In **Okinawa** wird traditionell wenig Zucker konsumiert, dafür viel grüner Tee (antimikrobiell, pH-stabilisierend) und fermentiertes Gemüse (probiotisch)
- In **Sardinien** kauen die Menschen bis ins hohe Alter harte, unverarbeitete Nahrung – das stimuliert den Kiefer, fördert den Speichelfluss und hält das Mikrobiom stabil
- Auf **Ikaria** trinkt man Kräutertees statt Softdrinks und isst Gemüse aus dem eigenen Garten

Keines dieser Völker putzt mit elektrischen Zahnbürsten oder geht halbjährlich zur professionellen Zahnreinigung. Aber sie tun intuitiv genau das, was Dental Longevity empfiehlt: wenig Zucker, viel Kauen, natürliche Mundhygiene durch Ernährung und Speichelfluss, und ein stressarmes Leben, das den Cortisolspiegel niedrig hält.

Die Blue Zones sind kein Zufall. Sie sind ein Beweis dafür, dass **Langlebigkeit kein Produkt moderner Medizin ist – sondern das Ergebnis von Gewohnheiten**, die den Körper im Gleichgewicht halten. Und der Mund ist ein Teil dieses Gleichgewichts.

Epigenetik – wenn der Mund die Gene beeinflusst

Lange galt: Gene sind Schicksal. Heute wissen wir: **Gene sind Möglichkeiten.** Welche dieser Möglichkeiten aktiviert werden, hängt von der Umwelt ab – von Ernährung, Stress, Bewegung, Schlaf. Und ja: auch von Entzündungen.

Die **Epigenetik** untersucht, wie Umweltfaktoren die Genexpression verändern, ohne die DNA-Sequenz selbst zu ändern. Methylierungen, Histonmodifikationen und microRNAs sind die Werkzeuge, mit denen der Körper Gene an- oder abschaltet.

Warum das für Dental Longevity relevant ist: Chronische Parodontitis verändert epigenetische Muster in Immunzellen. Entzündungsbedingte Hypomethylierungen an bestimmten Genabschnitten können dazu führen, dass Entzündungsgene dauerhaft hochreguliert bleiben – auch nachdem die akute Infektion behandelt wurde. David Sinclairs Forschung zu den **Hallmarks of Aging** zeigt, dass epigenetischer Informationsverlust einer der zentralen Alterungsmechanismen ist. Chronische orale Entzündungen könnten diesen Prozess beschleunigen.

Umgekehrt gibt es erste Hinweise, dass eine konsequente Parodontaltherapie epigenetische Marker günstig beeinflusst. Weniger Entzündung bedeutet weniger epigenetischen Stress – und möglicherweise ein langsameres biologisches Altern.

Die **epigenetische Uhr** – ein Maß für das biologische Alter basierend auf DNA-Methylierungsmustern – könnte in Zukunft auch für die Zahnmedizin relevant werden. Wenn chronische orale Entzündungen die epigenetische Uhr beschleunigen, wäre Parodontaltherapie nicht nur Zahnfleischbehandlung, sondern **messbare Anti-Aging-Medizin**. Das Feld ist jung, die Daten vorläufig – aber die Hypothese ist faszinierend und plausibel.

Was im Mund passiert, beeinflusst nicht nur Zähne und Zahnfleisch. Es schreibt sich in die Biologie des gesamten Körpers ein. Dental Longevity ist damit auch **epigenetische Prävention**.

Dental Longevity als Haltung

Dental Longevity ist am Ende kein Programm, das man abarbeitet. Es ist eine **Haltung**.

Die Haltung, dass der Mund nicht Nebensache ist, sondern Mittelpunkt. Dass Prävention keine Pflicht ist, sondern Freiheit – die Freiheit, mit 80 in einen Apfel zu beißen, mit 70 ohne Scham zu lachen, und mit 60 die gleichen Zähne zu haben wie mit 30.

Das ist keine Fantasie. Das ist das Ergebnis von Entscheidungen, die heute beginnen.

▪▪ Kernaussage

Dental Longevity ist kein Zahnthema. Es ist ein Lebenszeitthema. Und Ihre Zähne sind der ehrlichste Biomarker, den Sie haben.

Literatur

Attia, P. (2023) *Outlive: The science and art of longevity*. New York: Harmony.

Beukers, N.G.F.M., Su, N., Loos, B.G. and van der Heijden, G.J.M.G. (2021) ‚Lower number of teeth is related to higher risks for ACVD and death – systematic review and meta-analyses of survival data', *Frontiers in Cardiovascular Medicine*, 8, 621626.

Buettner, D. and Skemp, S. (2016) ‚Blue Zones: lessons from the world's longest lived', *American Journal of Lifestyle Medicine*, 10(5), pp. 318–321.

Franceschi, C., Garagnani, P., Parini, P., Giuliani, C. and Santoro, A. (2018) ‚Inflammaging: a new immune-metabolic viewpoint for age-related diseases', *Nature Reviews Endocrinology*, 14(10), pp. 576–590.

Horvath, S. and Raj, K. (2018) ‚DNA methylation-based biomarkers and the epigenetic clock theory of ageing', *Nature Reviews Genetics*, 19(6), pp. 371–384.

Kapellas, K., Singh, A., Bertotti, M. *et al.* (2020) ‚Periodontal and chronic kidney disease association: a systematic review and meta-analysis', *Nephrology*, 25(1), pp. 19–27.

López-Otín, C., Blasco, M.A., Partridge, L., Serrano, M. and Kroemer, G. (2023) ‚Hallmarks of aging: an expanding universe', *Cell*, 186(2), pp. 243–278.

Peng, J., Song, J., Han, J. *et al.* (2019) ‚The relationship between tooth loss and mortality from all causes, cardiovascular diseases, and coronary heart disease in the general population: systematic review and dose-response meta-analysis of prospective cohort studies', *Bioscience Reports*, 39(1), BSR20181773.

Sinclair, D.A. and LaPlante, M.D. (2019) *Lifespan: Why we age – and why we don't have to*. New York: Atria Books.

World Health Organization (2024) *Global strategy and action plan on oral health 2023–2030*. Geneva: WHO.

Zhang, X., Zeng, R., Ye, D. *et al.* (2025) ‚Tooth loss trajectories and their association with all-cause mortality among older Chinese adults', *Frontiers in Oral Health*, 6, 1535708.

Mein persönlicher Dental-Longevity-Plan

Inhaltsverzeichnis

C. Alamouti, *Zahngesundheit als Schlüssel zur Langlebigkeit*,
https://doi.org/10.1007/978-3-662-73692-0_47

Dieses Kapitel führt alles zusammen. 47 Kapitel lang haben wir über Biologie, Prävention, Technologie, Ernährung, Psychologie und Systemzusammenhänge gesprochen. Jetzt wird es persönlich: Was bedeutet das alles für Sie – morgen früh, wenn Sie ins Bad gehen?

Ihr Morgen: Die erste Stunde entscheidet

Die ersten Minuten nach dem Aufwachen sind entscheidender für Ihre Mundgesundheit als die meisten denken. Über Nacht hat sich ein Biofilm auf Zähnen, Zahnfleisch und Zunge gebildet. Der Speichelfluss war reduziert, der pH-Wert ist möglicherweise abgesunken. Wenn Sie nachts durch den Mund geatmet haben, ist die Mundschleimhaut zusätzlich ausgetrocknet.

Schritt eins: Zungenreinigung. Zehn Sekunden mit einem flachen Schaber, von hinten nach vorne. Das entfernt den nächtlichen Belag und reduziert die Bakterienlast spürbar. Schritt zwei: Ein Glas Wasser – still, Raumtemperatur. Bevor Kaffee oder Frühstück kommen, bekommt der Mund Feuchtigkeit. Schritt drei: Frühstücken – idealerweise etwas, das den Speichelfluss anregt und den Blutzucker stabil hält. Eier, Vollkornbrot, Gemüse, Nüsse. Wenig Zucker, wenig Säure. Schritt vier: Mindestens 20 min nach dem Frühstück putzen. Nicht vorher, nicht direkt danach – denn Säure aus dem Essen erweicht den Schmelz vorübergehend, und wer sofort putzt, schmirgelt ihn ab. Zwei Minuten mit einer elektrischen Zahnbürste, systematisch alle Flächen, ohne zu viel Druck. Danach Interdentalbürsten – jeden Tag, in jeder Lücke. Das ist die eine Gewohnheit, die den größten Unterschied macht.

Ihr Tag: Pausen für die Zähne

Der häufigste Fehler, den ich in der Praxis sehe: Dauer-Snacking. Nicht die Menge an Zucker ist das Problem, sondern die Frequenz. Jeder Kontakt mit Kohlenhydraten oder Säure löst im Mund einen Angriff auf den Schmelz aus, der 20 bis 40 min dauert. Wer fünfmal am Tag snackt, hat fünf Angriffe – und dazwischen kaum Erholung. Die Lösung: Essen zu festen Mahlzeiten, Wasser als Standardgetränk zwischen den Mahlzeiten, und nach dem Essen ein Stück Käse oder zuckerfreien Kaugummi für den Speichelfluss.

Wenn Sie tagsüber merken, dass Sie die Zähne zusammenpressen – bei Stress, am Computer, im Auto –, machen Sie drei bewusste Atemzüge durch die Nase und lassen den Unterkiefer locker hängen. Die Ruheschwebelage des Unterkiefers ist leicht geöffnet, Zähne berühren sich nicht. Das bewusste Entspannen der Kaumuskulatur kann Bruxismus-Schäden messbar reduzieren.

Trinken Sie ausreichend Wasser. Nicht Saft, nicht Softdrinks, nicht aromatisiertes Wasser mit Zitrone – Wasser. Ihr Speichel braucht Flüssigkeit, und jede saure Alternative untergräbt seine Schutzfunktion.

Ihr Abend: Das Ritual, das zählt

Die abendliche Zahnpflege ist die wichtigste des Tages – weil nachts der Speichelfluss auf ein Minimum sinkt und Bakterien ungestört arbeiten können. Putzen Sie gründlich, mindestens zwei Minuten, mit fluoridierter Zahnpasta (1450 ppm). Danach Interdentalbürsten – ja, auch abends. Dann nicht mehr essen und trinken, nur noch Wasser.

Mundspülung? Für die meisten Menschen nicht nötig, wenn die mechanische Reinigung gründlich ist. Bei erhöhtem Karies- oder Parodontitisrisiko kann eine fluoridhaltige Spülung sinnvoll sein – aber bitte ohne Chlorhexidin im Dauergebrauch, da es das Mikrobiom stört.

Und dann: Mund zu, Nase auf, Augen zu. Nasenatmung im Schlaf schützt den Speichelfluss, hält das Mikrobiom stabil und verbessert die Schlafqualität.

Ihr Quartal: Der professionelle Blick

Alle drei bis sechs Monate zur professionellen Zahnreinigung und Kontrolle – je nach individuellem Risikoprofil. Parodontitis-Patienten brauchen engere Intervalle, kariesfreie Erwachsene können mit halbjährlichen Terminen auskommen. Der Recall-Termin ist keine Kür – er ist die Therapie.

Nutzen Sie den Termin, um Fragen zu stellen: Gibt es Veränderungen seit dem letzten Mal? Wie sieht mein Zahnfleisch aus? Brauche ich eine Schiene? Stimmt mein Vitamin-D-Spiegel? Ein guter Zahnarzt freut sich über interessierte Patienten.

Ihr Jahr: Die große Bilanz

Einmal im Jahr: ein umfassender Befund. Röntgen nach Indikation, Taschenmessung, Überprüfung bestehender Versorgungen. Alle zwei bis drei Jahre: DVT-Aufnahme, wenn Implantate oder komplexe Versorgungen vorhanden sind, um versteckte Veränderungen frühzeitig zu erkennen.

Überprüfen Sie Ihre Ernährung, Ihre Stresslevel, Ihren Schlaf. Dental Longevity ist kein Zahnarzt-Thema – es ist ein Lebensstil-Thema. Die fünf Säulen – Entzündungsfreiheit, funktionelle Balance, biologische Versorgung, Substanzerhalt, bewusstes Verhalten – sind kein Schema, das man einmal abhakt. Sie sind eine Haltung, die man täglich lebt.

Ihr Leben: Die Haltung dahinter

Dental Longevity ist keine Diät, kein Programm, kein 30-Tage-Challenge. Es ist die Entscheidung, den Mund als das zu behandeln, was er ist: das Eingangstor zum Körper, ein Spiegel der Gesamtgesundheit und ein Organ, das über Jahrzehnte funktionieren soll.

Die wichtigste Erkenntnis, die ich Ihnen aus diesem Buch mitgeben möchte: Zahngesundheit ist kein Schicksal. Sie ist das Ergebnis von Entscheidungen – kleinen, täglichen Entscheidungen, die sich über Jahre summieren. Jeder Abend, an dem Sie gründlich putzen, ist eine Investition. Jeder Recall-Termin, den Sie einhalten, ist Prävention. Jedes Glas Wasser, das Sie statt Cola trinken, ist ein Geschenk an Ihren Schmelz.

Sie haben dieses Buch gelesen. Sie haben verstanden, warum Ihr Mund über Ihr Alter entscheidet. Jetzt liegt es an Ihnen, dieses Wissen in Handlung umzusetzen – nicht perfekt, nicht dogmatisch, aber konsequent. Tag für Tag. Zahn für Zahn.

- **Kernaussage:** Dental Longevity beginnt nicht beim Zahnarzt. Sie beginnt bei Ihnen, morgens im Bad, mit einer Zahnbürste in der Hand und der Entscheidung: Heute kümmere ich mich um mein Lächeln.

Literatur

Die Empfehlungen in diesem Kapitel basieren auf den in den Einzelkapiteln zitierten Quellen. Für spezifische Referenzen siehe die jeweiligen Kapitel-Literaturverzeichnisse.

Dr. Cys Protokoll – Was ich selbst jeden Tag tue

Inhaltsverzeichnis

C. Alamouti, *Zahngesundheit als Schlüssel zur Langlebigkeit*,
https://doi.org/10.1007/978-3-662-73692-0_48

Eine Frage, der ich lange ausgewichen bin

Ich werde oft gefragt: „*Dr. Cy, was machen Sie eigentlich selbst?*“

Meistens weiche ich aus. Nicht weil ich etwas zu verbergen hätte – sondern weil ich glaube, dass jeder Mensch seinen eigenen Weg finden muss. Was für mich funktioniert, muss nicht für Sie funktionieren.

Aber dieses Buch handelt von Ehrlichkeit. Also hier ist sie.

Morgens

48

Nasenatmung als erste Geste des Tages. Ich stehe auf und das Erste, was ich tue: Mund geschlossen halten. Klingt banal, aber die bewusste Nasenatmung habe ich mir antrainiert – sie ist für mich der Schalter zwischen Schlaf und Tag.

Ein großes Glas Wasser, still, Raumtemperatur. Bevor der grüne Tee kommt, bekommt der Mund erst einmal Feuchtigkeit.

Frühstück: meistens Eier, Avocado, etwas Gemüse. Wenig Zucker, viel Fett und Eiweiß. Nicht weil ich Diät halte, sondern weil meine Zähne es mir danken – keine Säurebombe zum Start.

Putzen, aber mit Abstand. Ich warte nach dem Essen mindestens 20 min, damit der Speichel den pH-Wert stabilisieren kann. Dann: elektrische Schallzahnbürste, zwei Minuten, Zahnpasta mit 1450 ppm Fluorid.

Interdentalreinigung – jeden Tag, keine Ausnahme. Das ist die eine Gewohnheit, die ich niemals ausfallen lasse. Wenn eine Gewohnheit nicht verhandelbar ist, wird sie zum Automatismus – und Automatismen sind das, was über Jahrzehnte wirkt.

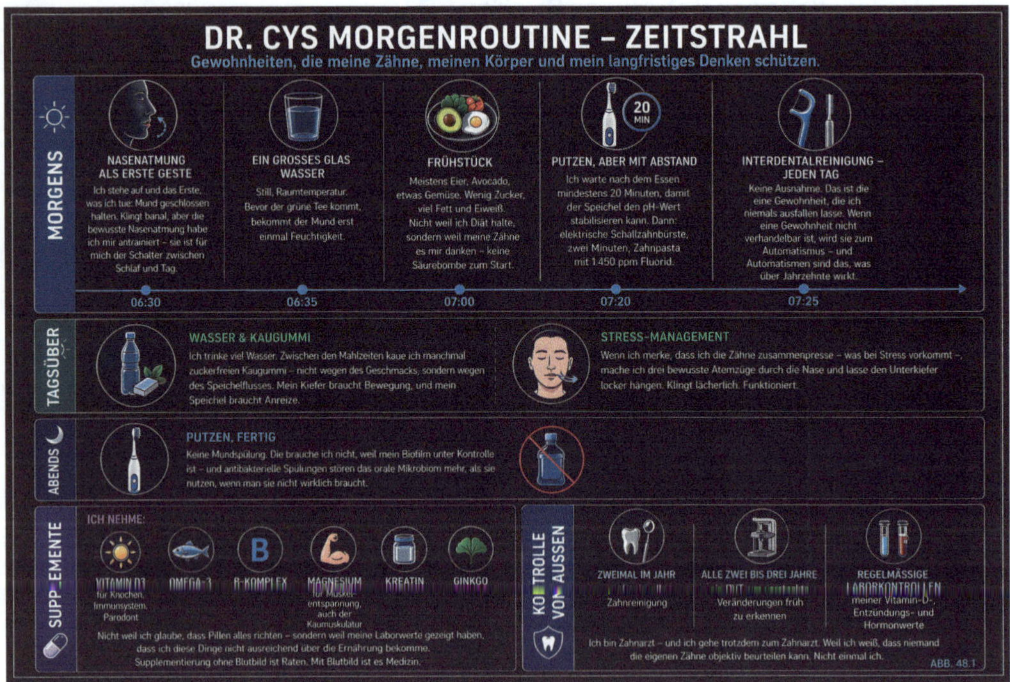

Abb. 48.1 Dr. Cys Morgenroutine – Zeitstrahl. Die Abbildung zeigt die tägliche Routine mit Nasenatmung, Trinkritual, Frühstück, Putzen mit Abstand, Interdentalreinigung, Tagsüber-Gewohnheiten, Abendroutine sowie Supplementen und externen Kontrollen

Tagsüber

Ich trinke **viel Wasser**. Zwischen den Mahlzeiten kaue ich manchmal zuckerfreien Kaugummi – nicht wegen des Geschmacks, sondern wegen des **Speichelflusses**. Mein Kiefer braucht Bewegung, und mein Speichel braucht Anreize.

Wenn ich merke, dass ich die Zähne zusammenpresse – was bei Stress vorkommt –, mache ich drei bewusste Atemzüge durch die Nase und lasse den Unterkiefer locker hängen. Klingt lächerlich. Funktioniert.

Abends

Putzen, fertig. **Keine Mundspülung.** Die brauche ich nicht, weil mein Biofilm unter Kontrolle ist – und antibakterielle Spülungen stören das orale Mikrobiom mehr, als sie nutzen, wenn man sie nicht wirklich braucht.

Supplemente

Ich nehme:
- **Vitamin D3** (für Knochen, Immunsystem, Parodont)
- **Omega-3**
- **B-Komplex**
- **Magnesium** (für Muskelentspannung, auch der Kaumuskulatur)
- **Kreatin**
- **Ginkgo**

Nicht weil ich glaube, dass Pillen alles richten – sondern weil meine **Laborwerte** gezeigt haben, dass ich diese Dinge nicht ausreichend über die Ernährung bekomme. Supplementierung ohne Blutbild ist Raten. Mit Blutbild ist es Medizin.

Kontrolle von außen

- **Zweimal im Jahr** professionelle Zahnreinigung
- **Alle zwei bis drei Jahre** ein DVT, um versteckte Veränderungen früh zu erkennen
- **Regelmäßige Laborkontrollen** meiner Vitamin-D-, Entzündungs- und Hormonwerte

Ich bin Zahnarzt – und ich gehe trotzdem zum Zahnarzt. Weil ich weiß, dass niemand die eigenen Zähne objektiv beurteilen kann. Nicht einmal ich.

Was ich Ihnen mit diesem Einblick sagen will

Mein Protokoll ist nicht perfekt. Es gibt Abende, an denen ich müde bin und die Interdentalbürste auslasse. Es gibt Wochen, in denen ich weniger Wasser trinke, als ich sollte. Aber die **Grundstruktur steht** – jeden Tag, seit Jahren.

Und sie steht, weil sie nicht kompliziert ist. Drei Minuten morgens, drei Minuten abends, ein bewusster Umgang mit Ernährung und Atmung, und zweimal im Jahr der Blick von außen durch einen Kollegen.

Das ist **kein Programm**. Das ist ein Leben, in dem die Zähne mitgedacht werden – so selbstverständlich wie das Duschen am Morgen.

Der wichtigste Rat dieses Buches

Wenn Sie mich fragen, was der wichtigste Rat in diesem ganzen Buch ist – nicht der wissenschaftlichste, nicht der innovativste, sondern der wichtigste –, dann ist es dieser:

Kümmern Sie sich um Ihren Mund, als wäre er wichtig. Denn er ist es.

Jeden Tag, jedes Lächeln, jedes Lebensjahr. Ihr Mund entscheidet darüber, wie Sie altern.

Und die Entscheidung liegt bei Ihnen.

Nicht beim Zahnarzt. Nicht beim Supplement. Nicht beim Gerät. Sondern bei Ihnen, morgens im Bad, mit einer Zahnbürste in der Hand und der Entscheidung: *Heute kümmere ich mich um mein Lächeln.*

▪▪ Kernaussage

Dental Longevity ist kein Geheimnis. Es ist die Summe kleiner, täglicher Entscheidungen – getroffen von einem Menschen, der verstanden hat, dass sein Mund über sein Alter mitentscheidet.

Anmerkung zur Literatur

Die in diesem Kapitel beschriebenen Routinen und Empfehlungen beruhen auf meiner persönlichen klinischen Erfahrung sowie auf den in den Einzelkapiteln dieses Buches zitierten Quellen. Es handelt sich um keine allgemeingültige Therapieempfehlung, sondern um einen persönlichen Einblick.

Serviceteil

C. Alamouti, *Zahngesundheit als Schlüssel zur Langlebigkeit*,
https://doi.org/10.1007/978-3-662-73692-0

Anhang

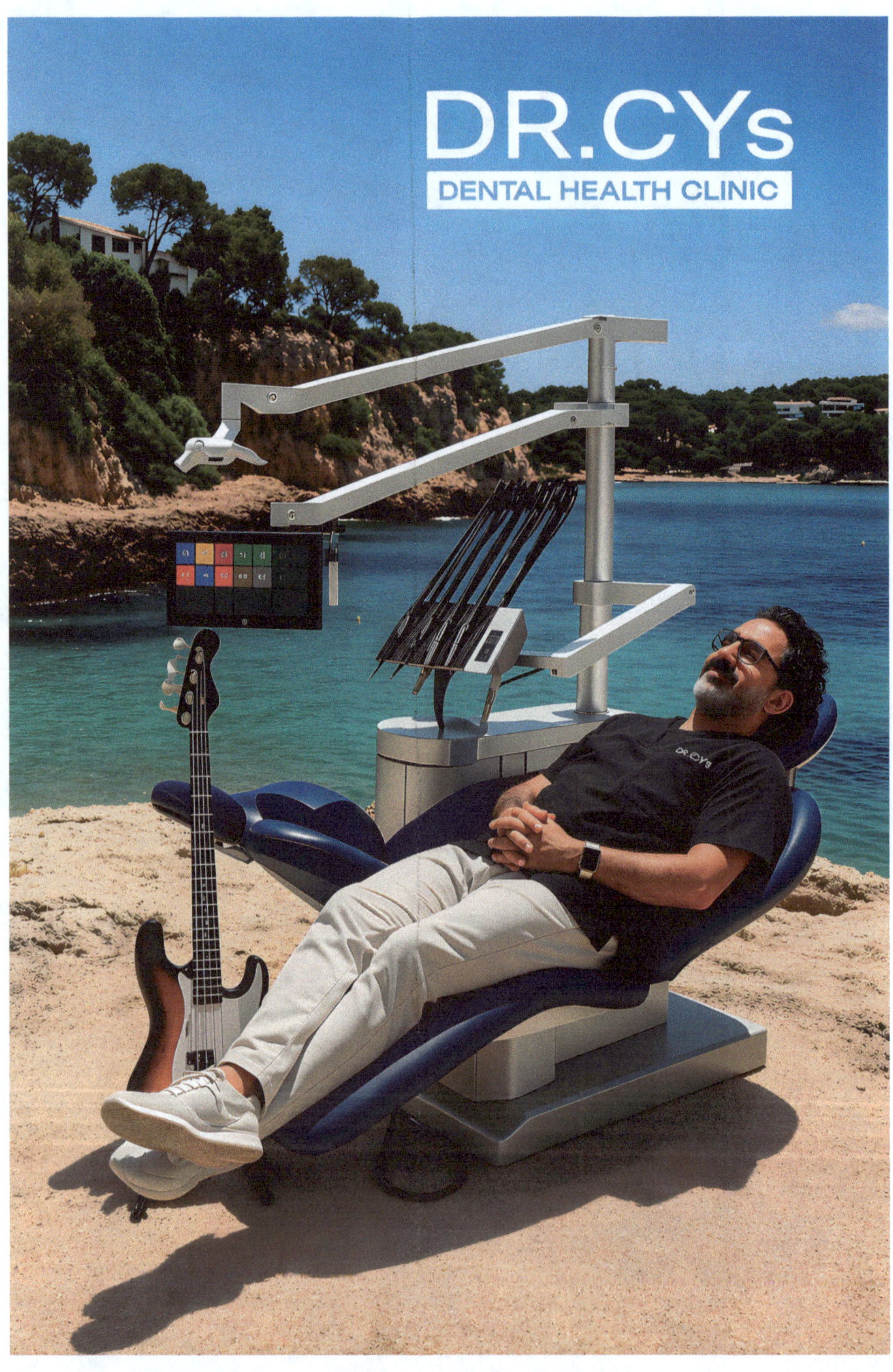

Glossar

HBOT Hyperbare Sauerstofftherapie; Behandlung unter erhöhtem Sauerstoffdruck zur Förderung der Wundheilung

Immune Dentistry Zahnmedizinischer Ansatz, der die systematische Beseitigung oraler Entzündungsherde als Beitrag zur Stärkung des Immunsystems versteht

Slow Dentistry Patientenzentrierter Behandlungsansatz mit Fokus auf Zeit, Sorgfalt und transparente Kommunikation

SMART Safe Mercury Amalgam Removal Technique; Protokoll der IAOMT für die sichere Entfernung von Amalgamfüllungen

Toxic Dentistry Konzept, das die Summe aus veralteten Materialien, fehlgeschlagenen Behandlungen und chronischen Entzündungsherden als systemische Belastung beschreibt

HRV Herzratenvariabilität; Maß für die Aktivität des autonomen Nervensystems und des Vagusnervs

Nervus vagus Längster Hirnnerv; steuert den parasympathischen Teil des autonomen Nervensystems und den cholinergen antiinflammatorischen Reflex

aMMP-8 Aktive Matrix-Metalloproteinase-8; Biomarker für aktiven Gewebeabbau

Cortisol Stresshormon der Nebennierenrinde; wirkt entzündungsfördernd bei chronischer Überproduktion

Sensibilisierung, zentrale Zustand erhöhter Schmerzempfindlichkeit des Nervensystems ohne anhaltenden peripheren Reiz

TMD Temporomandibuläre Dysfunktion; Oberbegriff für Funktionsstörungen des Kiefergelenks

Ohrakupunktur Komplementärmedizinisches Verfahren; Stimulation definierter Punkte an der Ohrmuschel

Biofilm Strukturierte Gemeinschaft von Mikroorganismen auf Oberflächen

Bruxismus Unwillkürliches Zähneknirschen oder -pressen

CaviTAU Ultraschalldiagnostik zur Erkennung von Knochendefekten im Kiefer

CMD Craniomandibuläre Dysfunktion; Funktionsstörung des Kiefergelenks

DVT/CBCT Digitale Volumentomografie; dreidimensionale Röntgendiagnostik

FDOK Fettig-degenerative Osteonekrose des Kieferknochens

GBR Guided Bone Regeneration; gesteuerter Knochenaufbau

Hydroxyapatit Kalziumphosphat-Mineral; Hauptbestandteil des Zahnschmelzes

NICO Neuralgia-inducing cavitational osteonecrosis

Parodontitis Chronische Entzündung des Zahnhalteapparates mit Knochenabbau

PFAS Polyfluoralkyl-Substanzen; persistente Umweltchemikalien

PRF/PRP Platelet-Rich Fibrin/Plasma; Eigenblutkonzentrate zur Heilungsförderung

TPO Trimethylbenzoyl-Diphenylphosphinoxid; Photoinitiator in Kunststoffen

VSC Volatile Sulfur Compounds; flüchtige Schwefelverbindungen (Mundgeruch)

Xerostomie Mundtrockenheit, häufig medikamentenbedingt

Literatur

Weiterführende Literatur (Further Reading)

Die folgende kuratierte Liste ergänzt die kapitelspezifischen Literaturhinweise. Alle Referenzen sind auf dem Stand April 2026.

Die folgende Literaturliste ist auf dem Stand April 2026 kuratiert und umfasst offizielle Leitlinien, systematische Reviews und Primärquellen.

Offizielle Leitlinien und Public-Health-Dokumente

World Health Organization (2025) Sugars and dental caries. Fact sheet

World Health Organization (2024) Global strategy and action plan on oral health 2023–2030

American Dental Association. Topical Fluoride Clinical Practice Guideline (laufend aktualisiert)

European Academy of Paediatric Dentistry (2019) Guidelines on the use of fluoride for caries prevention in children. Eur Arch Paediatr Dent

European Federation of Periodontology (2020) Treatment of stage I–III periodontitis: S3-level clinical practice guideline. J Clin Periodontol

European Federation of Periodontology (2022) Guideline on treatment of stage IV periodontitis. J Clin Periodontol

European Federation of Periodontology (2023) Prevention and treatment of peri-implant diseases: S3-level clinical practice guideline. J Clin Periodontol

European Commission/Council of the EU (2024–2026) Revision of the Mercury Regulation: dental amalgam phase-out

Karies, Fluorid, Hydroxyapatit

Iheozor-Ejiofor Z et al (2024) Water fluoridation for the prevention of dental caries. Cochrane Database Syst Rev

Walsh T et al (2019) Fluoride toothpastes of different concentrations. Cochrane Database Syst Rev

Pawinska M et al (2024) Clinical evidence of caries prevention by hydroxyapatite

Gugnani N et al (2025) Do we have enough evidence to recommend hydroxyapatite toothpastes?

Yeh CH et al (2025) Fluoride in dental caries prevention and treatment

Parodontologie, Peri-Implantitis und Diagnostik

Li Y et al (2025) Diagnostic accuracy of a point-of-care aMMP-8 test for periodontitis

Sanz M et al (2020) Periodontitis and cardiovascular diseases: consensus report. J Clin Periodontol 47(Suppl 22):268–288

López-Valverde N et al (2024) Role of probiotic therapy on peri-implant outcomes

Mikrobiom, Halitosis, orale-systemische Zusammenhänge

Rajasekaran JJ et al (2024) The oral microbiome: impact on oral and systemic health

Xi M et al (2024) Periodontal bacteria influence systemic diseases through the oral-gut axis

AlBeshri S et al (2025) Perspectives on tongue coating: etiology, significance and management

Tungare S et al (2023) Halitosis. StatPearls

Huang N et al (2022) Efficacy of probiotics in management of halitosis: systematic review

Funktion, TMD, Atmung, Schlaf

Da-Cas CD et al (2024) Risk factors for temporomandibular disorders: systematic review

Hoff EA de Almeida et al (2024) Depression and the risk of developing TMD: systematic review and meta-analysis

Festila D et al (2025) Oral breathing effects on malocclusions and mandibular posture

Maniaci A et al (2024) Oral health implications of obstructive sleep apnea

Aligner, Erosion, Supplemente, PRF/PBM

Lekaviciute R et al (2024) Effect of clear aligner treatment on masticatory muscle activity: systematic review

Donovan T et al (2021) Contemporary diagnosis and management of dental erosion

The Tooth Wear Best Evidence Consensus Statement (2020)

Arshad M et al (2025) Effect of photobiomodulation therapy on implant stability

Estrin NE et al (2025) Analgesic effects of platelet-rich fibrin: systematic review

Digitale Zahnmedizin, KI, Robotik, Nachhaltigkeit

Inchingolo AD et al (2025) Diagnostic support in dentistry through artificial intelligence: systematic review

Abbott LP et al (2025) AI for caries detection from clinical images: systematic review and meta-analysis

Dascanio R et al (2026) Durability of 3D-printed dental resin-based restorations

Tuygunov N et al (2025) Contemporary applications of robotic systems in dental implant surgery

Shinkai RSA et al (2025) Environmental sustainability related to dental materials

Song Y et al (2024) Telemonitoring devices improve oral hygiene and brushing behavior

Materialien, PFAS, TPO

Jiao Y et al (2025) The double-edged sword of dental floss use: cross-sectional study on PFAS associations

European Chemicals Agency. Substance information on TPO (laufende regulatorische Datenbank)